ÉTAT ACTUEL

DE

L'Opothérapie Ovarienne

ÉTUDE EXPÉRIMENTALE ET CLINIQUE

PAR

Le Dʳ Prosper MOSSÉ

Ancien Interne des Hôpitaux de Toulouse

AF376007

PARIS

LIBRAIRIE J.-B. BAILLIÈRE ET FILS

Rue Hautefeuille, 19, près du boulevard Saint-Germain

1899

Tous droits réservés.

ÉTAT ACTUEL

DE

L'OPOTHÉRAPIE OVARIENNE

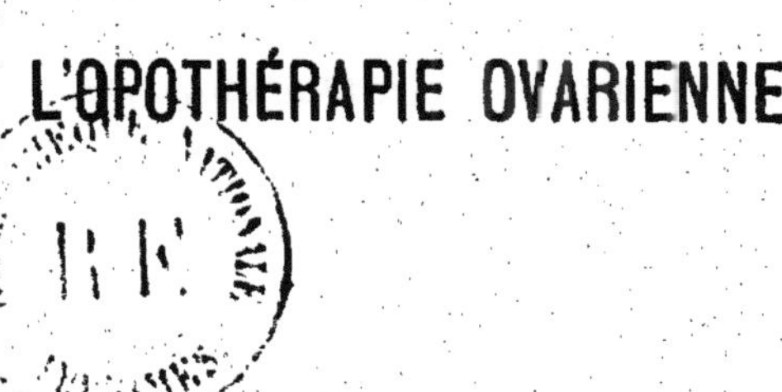

DU MÊME AUTEUR

1º Compte-rendu du VIIIe Congrès des Médecins aliénistes et neurologistes de France (*Médecine moderne*, 1897).

2º Les abcès de la langue. — Revue générale (*Gazette hebdomadaire de Médecine et de Chirurgie*, 1898).

3º Etude comparative sur la valeur du Permanganate de potasse et du Protargol, dans le traitement de l'uréthrite blennorrhagique (*Journal des maladies syphilitiques et cutanées*, 1898).

4º Sur trois cas d'anévrysmes de l'aorte (*Toulouse médical*, 1899).

5º Influence de l'ovariotomie double et de la greffe sous-péritonéale, sur quelques éléments de la sécrétion urinaire chez la chienne.

En collaboration avec M. Oulié (*Société de Biologie*, juin 1899).

6º Sur un cas de tuberculose généralisée consécutive à une inoculation cutanée (*Société anatomo-clinique*, 1899).

ÉTAT ACTUEL

DE

L'Opothérapie Ovarienne

ÉTUDE EXPÉRIMENTALE ET CLINIQUE

PAR

Le Dr Prosper MOSSÉ

Ancien Interne des Hôpitaux de Toulouse

BIBLIOTHÈQUE NATIONALE IMPRIMÉS.

PARIS

LIBRAIRIE J.-B. BAILLIÈRE ET FILS

Rue Hautefeuille, 19, près du boulevard Saint-Germain

1899

Tous droits réservés.

AVANT-PROPOS

L'opothérapie thyroïdienne a conquis dans la science médicale une place considérable par certaines de ses applications.

A ses côtés et au-dessous d'elle, la médication ovarienne tend aujourd'hui à prendre rang parmi les méthodes curatives actuellement en honneur. A peine introduite en clinique, elle s'est d'emblée imposée à l'attention par les nombreux travaux dont elle a fait l'objet.

D'une façon générale, ces travaux accordent à l'ovariothérapie une valeur réelle, une valeur indiscutable. Ils ne suffisent pas cependant à nous édifier complètement sur son compte. Malgré les documents accumulés, l'opothérapie ovarienne demeure une question encore à l'étude.

Aussi dès que M. le professeur Mossé nous eut fait entrevoir l'intérêt de ce chapitre de thérapeutique, nous nous sommes proposé d'apporter une contribution personnelle à son étude.

Le champ que nous avions devant nous était particulièrement vaste. Il nécessitait d'une part des investigations nombreuses et de sens divers, d'autre part une critique informée et impartiale. Nous ne saurions prétendre avoir rempli une tâche aussi ardue ; en soumettant à nos maîtres ce travail, résumé d'un labeur de plusieurs mois, nous nous excusons à l'avance des lacunes et des imperfections qu'il présente. Si quelques-unes sont imputables à l'ouvrier, d'autres étaient inhérentes à la nature même de l'œuvre entreprise. Des premières comme des secondes, nous avons eu parfaitement conscience. Aussi nos conclusions portent-elles la trace des réserves qui, en l'état imparfait de nos connaissances sur ces matières, sont encore de rigueur dans les études de thérapie organique.

Mais si l'on veut bien reconnaître que « c'est ici une œuvre de bonne foi » contenant, avec une mise au point de la question, certaines recherches originales qui constituent notre apport à la solution du problème, notre but sera atteint.

Une étude de thérapie organique comprend nécessairement deux parties : l'une, consacrée à l'exposé des effets physiologiques de la sécrétion interne de l'organe étudié ; l'autre, à l'histoire des résultats cliniques, à l'analyse des circonstances qui les favorisent ou les entravent : c'est le plan que nous avons naturellement adopté pour notre travail.

Dans la première partie, nous avons essayé de mettre au point les notions récentes dont s'est enrichie la physiologie de l'ovaire. Nous avons d'abord cité tous les faits et opinions actuellement connus sur la sécrétion interne et les greffes ovariennes, puis, nous avons exposé nos recherches sur l'influence de l'ovariotomie et de la greffe sur certains éléments de la sécrétion urinaire. Sur ce point de médecine expérimentale, nous sommes arrivé à des résultats en opposition formelle avec ceux de Curatulo et Tarulli. D'après les expériences de ces auteurs, l'on admet que l'ablation des ovaires provoque une diminution de l'excrétion des phosphates, et sur la notion de ce fait biologique considéré comme bien démontré, on a cru possible d'édifier une théorie de l'ostéomalacie ainsi que de la prétendue amélioration de cette dystrophie à la suite de l'ovariotomie. Nos recherches poursuivies au laboratoire de physiologie, en collaboration avec notre ami Oulié, sous la direction et le contrôle de M. le professeur Abelous, établissent que cette diminution des phosphates dans l'urine n'est pas un fait constant après la castration, et que chez la chienne en particulier, l'excrétion de l'acide phosphorique peut être augmentée (*Société de biologie*, juin 1899).

D'ailleurs, en clinique, les résultats d'une enquête plus étendue sur les effets de la castration dans l'ostéomalacie, ne permettent pas de confirmer l'opinion prématurément émise relativement à l'utilité de la castration dans cette dystrophie.

La seconde partie de notre travail est consacrée à l'étude des effets thérapeutiques de l'opothérapie ovarienne et de ses applications cliniques : *directes* (dans les troubles de la ménopause, dans certaines formes de l'aménorrhée ou de la dysmenorrhée) ; *indirectes* (dans la chlorose, et certains cas de goitre exophtalmique) ; *empiriques* (dans l'ostéomalacie),

Nos conclusions reposent sur treize observations inédites, et sur le résumé des diverses observations que nous avons pu recueillir soit dans la littérature médicale française, soit dans la littérature étrangère, que nous avons pu fouiller avec le concours dévoué de M. le professeur agrégé Frenkel.

Nous ne saurions entrer en matière sans remplir auparavant un devoir qui nous est cher. Nous tenons à exprimer les sentiments de gratitude que nous éprouvons à l'égard des Maîtres dont nous avons suivi les leçons ou reçu les bienveillants conseils, au cours de nos études.

Dans les hôpitaux, nous avons eu l'honneur d'être l'interne de MM. les Professeurs Chalot, Penières, Audry, Mossé, de MM. Maynard et Dupau, chirurgiens en chef honoraires des hôpitaux, de M. Cadène, chirurgien en chef de la Maternité.

A la Faculté, M. le Professeur Hermann nous a ouvert les portes du laboratoire de Pathologie générale. Nous avons pu, grâce à lui, nous familiariser avec les éléments de l'anatomie pathologique et de la bactériologie.

M. le Professeur Garrigou nous a fait bénéficier, pendant notre stage à l'Ecole d'hydrologie des Pyrénées, de ses savantes leçons.

Au laboratoire de physiologie où nous avait attiré, dès nos premières années d'études, l'affabilité de M. Meyer, actuellement professeur à l'Université de Nancy, nous avons retrouvé auprès de M. le Professeur Abelous le même accueil bienveillant. Non-seulement ce maître qui a bien voulu nous honorer de sa sympathie, nous a prodigué ses conseils, mais il a encore guidé la partie expérimentale de notre travail de façon à nous permettre de la mener à bonne fin. Nous sommes heureux de dire ici tout ce que nous lui devons.

A nos Maîtres de la Faculté, à son estimé Doyen M. le Professeur Labéda, comme à tous nos Maîtres des hôpitaux, nous offrons ici l'expression de toute notre gratitude.

C'est pour nous une joie véritable de témoigner publiquement notre sincère affection à M. le Professeur Mossé, notre conseiller et notre maître depuis notre enfance, aujourd'hui notre président de thèse.

Nous devons encore des remerciements à M. Livon, directeur de l'école de Médecine de Marseille, à MM. les Professeurs agrégés Rispal et Frenkel, à MM. les Docteurs Baylac, médecin des hôpitaux, et Cavalié, professeur suppléant à l'école de Clermont ; à nos camarades d'internat, Arnaud, Oulié et Lagriffe, qui tous ont bien voulu nous fournir des documents précieux ou nous prêter dans nos recherches leur collaboration amicale.

Première partie

***

CHAPITRE I

La Sécrétion interne de l'ovaire

L'ovaire est l'organe dans lequel les ovules se forment et parviennent à maturation. Il remplit dans les fonctions de génération un rôle analogue à celui du testicule.

Fonction essentielle et fonction accessoire de l'ovaire. — On a coutume de considérer l'ovaire et le testicule comme des glandes génitales chargées de sécréter séparément les éléments mâle et femelle de la génération sexuelle.

Bien que l'ovule d'une part, le spermatozoïde de l'autre, ne présentent ni l'un ni l'autre le caractère rigoureux des produits de sécrétion ; bien que l'ovule soit un élément vivant et indépendant, cette manière de comprendre le rôle fonctionnel des ovaires reste justifiée.

La physiologie actuelle nous enseigne, en effet, que l'ovulation, *fonction primordiale, fonction essentielle des glandes génitales femelles*, peut être assimilée à une *sécrétion externe.*

Mais à côté de l'ovulation, qui constitue la sécrétion

externe de l'ovaire, un second rôle, moins connu, moins important, est dévolu à cet organe. Nous voulons parler de l'élaboration du produit spécial qu'il verse directement dans l'économie. Ce produit encore mal défini, utile sinon indispensable, d'après Muret, à la régularité du développement et du fonctionnement de l'organisme de la femme, constitue la *sécrétion interne de l'ovaire*.

DE L'IDÉE PREMIÈRE D'UNE SÉCRÉTION INTERNE DE L'OVAIRE. — Les données que nous possédons sur cette sécrétion interne sont d'origine récente puisqu'elles prennent comme point de départ la communication de Brown-Séquard à la Société de Biologie (1889). En même temps que l'illustre physiologiste soumettait à cette Société, les résultats de ses expériences sur le suc testiculaire, il émettait le premier l'idée que le suc ovarien injecté à des femmes vieilles ou débilitées, pouvait exercer sur ces organismes une influence dynamogénique, comparable à celle du suc testiculaire employé chez l'homme. Testicule et ovaire étaient des glandes à sécrétion interne vivifiante. Toutefois, dans la pensée de l'auteur, l'activité de la sécrétion interne de l'ovaire était inférieure à celle du testicule.

A la suite de cette communication, les travaux de Madame Brown, ceux de Villeneuve, de Régis, de Muret, de Jayle, etc., vinrent confirmer l'existence d'une sécrétion interne de l'ovaire. La célèbre proposition de Brown-Séquard : « Toutes les glandes pourvues ou non de conduits excréteurs versent dans le sang des principes utiles dont l'absence se fait sentir, lorsqu'on extirpe ces glandes ou qu'elles sont détruites par la maladie », devint évidente pour l'ovaire, comme elle l'était déjà pour la glande thyroïdienne, pour les capsules surrénales.

EFFETS DE LA SÉCRÉTION INTERNE. — En 1896 parut, dans les *Archives de gynécologie et d'obstétrique d'Italie*, un intéressant mémoire de Curatulo et Tarulli sur l' « Influence de la sécrétion interne de l'ovaire sur l'organisme ». D'après ces deux auteurs, la sécrétion interne jouerait, d'une façon générale, un rôle important dans l'oxydation des matières phosphorées, l'ablation des ovaires diminuant, selon eux, l'élimination de l'acide phosphorique urinaire. Ces idées les avaient entraîné d'ailleurs à une nouvelle théorie pathogénique de l'ostéomalacie, affection caractérisée, comme on le sait, par le ramollissement du système osseux. D'après Curatulo et Tarulli, l'ostéomalacie ne serait que le résultat d'une hyperfonction, d'une hypersécrétion de l'ovaire ; d'où la justification de l'ovariotomie double tentée dans ces cas, précisément pour empêcher l'excès d'élimination du phosphore et permettre par suite au système osseux de récupérer sa solidité normale.

Nous reviendrons sur ces différents points dans le cours de notre travail.

En même temps que paraissait le mémoire de Curatulo et Tarulli, Spillmann et Étienne venaient, dans une communication au Congrès de médecine de 1896, exposer leurs idées, sur la façon dont il fallait comprendre le rôle de la glande ovarienne : « On doit considérer, disaient-ils, l'ovaire : 1° comme une glande ayant une sécrétion externe, celle de l'ovule ; 2° comme une glande chargée d'éliminer par le sang menstruel l'excès des toxines organiques dont Charrin a montré l'augmentation avant la période cataméniale ; 3° comme une glande pourvue d'une sécrétion interne, ayant comme homologue le testicule, et jouant dans la nutrition générale un rôle important. Les idées de Spillmann et Étienne ont été récemment reprises par un de leurs élèves, M. Demange, dans une thèse dont nous aurons à reparler à propos du traitement de la chlorose par l'opothérapie ovarienne.

Un nouveau côté de la question a été dernièrement abordé par Ferré et Bestion (de Bordeaux). Ces auteurs ont déterminé l'action toxique du suc ovarien injecté directement dans l'organisme de certains animaux (cobaye, lapin, chien). Les conclusions suivantes se sont dégagées de leurs recherches :

I. Le suc de l'ovaire employé en injection est toxique pour les animaux.

II. Les phénomènes d'intoxication ne sont apparents que lorsque l'on emploie des doses égales ou supérieures à 40.0 du poids de l'animal. Les phénomènes d'intoxication sont plus marqués chez le mâle que chez la femelle.

III. A doses modérées, ces injections déterminent l'amaigrissement rapide du mâle, tandis que la femelle engraisse et augmente de poids.

IV. A doses plus élevées, ces injections provoquent la mort des animaux, mais la femelle beaucoup plus résistante ne succombe qu'à des doses doubles de celles qui ont servi à tuer le mâle.

V. Les femelles pleines meurent avec les mêmes doses que le mâle. Le suc ovarien semble avoir un effet abortif.

VI. Les injections intra-péritonéales provoquent la mort plus rapidement (même à doses faibles) que les injections sous-cutanées.

VII. L'animal intoxiqué meurt après avoir présenté de l'hypothermie, de l'hématurie, de l'œdème, des escharres au niveau de la piqûre, des tremblements, de l'excitation génitale (érection, éjaculation) et parfois même des phénomènes paralytiques.

L'influence de la sécrétion interne de l'ovaire sur la tension sanguine a été étudiée par M. Livon, directeur de l'École de médecine de Marseille. M. Livon range l'ovaire dans la catégorie des glandes hypotensives (avec le testicule, le thymus, le pancréas et le foie). Voici d'ailleurs la note que M. Livon a bien voulu nous envoyer sur les résultats d'expériences encore en cours :

« Les extraits que l'on obtient en broyant des ovaires d'animaux jeunes avec un liquide tel que la solution physiologique légèrement glycérinée à 10 0/0 et après expression à travers un linge, donnent lorsqu'on les injecte dans la circulation veineuse d'un animal une chute de la pression sanguine, chute qui se produit assez rapidement et qui dure assez longtemps. Le phénomène est analogue à celui que l'on détermine en injectant de l'extrait glycériné fabriqué de la même façon avec le testicule.

« Ces résultats m'ont fait ranger ces deux organes dans la catégorie des glandes hypotensives à côté des autres glandes produisant sur la pression un effet analogue en opposition avec d'autres glandes donnant des effets bien différents, c'est-à-dire de l'hypertension.

« Un fait intéressant au point de vue expérimental, c'est qu'un jour ayant reçu des ovaires kystiques et atrophiés, provenant en partie de vaches plus ou moins âgées, j'ai fabriqué de l'extrait qui, en injection, ne m'a donné aucun changement dans la tension sanguine.

« C'est la preuve, au point de vue qui m'occupe, qu'il y a une différence bien grande entre les ovaires sains en pleine activité physiologique et les ovaires malades. »

L'opinion du professeur Fédoroff sur l'effet de la sécrétion de l'ovaire sur la tension sanguine diffère de celle de M. Livon. Pour Fédoroff, l'ovaire est une glande hypertensive et il aurait obtenu, en injectant le produit de la sécrétion ovarienne à des lapins, une augmentation dans la pression sanguine et le ralentissement du cœur. La théorie de Fédoroff semble avoir contre elle, au moins dans bien des cas, l'observation clinique. Il est, en effet,

bien connu qu'au moment de la ménopause, c'est-à-dire
au moment où la sécrétion interne de l'ovaire cesse par
suite de la régression de cet organe, les femmes présentent
de nombreux signes d'hypertension artérielle.

NATURE DE LA SÉCRÉTION INTERNE. — Si les faits que
nous venons de résumer conduisent à admettre l'existence d'une sécrétion interne ovarienne, nous sommes
encore bien peu renseignés sur la nature de cette sécrétion. Armand Gautier[1] l'identifie avec celle du testicule.
« Sous l'action des sucs de l'ovaire et du testicule, l'on voit,
dit-il, une série de phénomènes d'excitation générale. La
nutrition et les échanges paraissent s'accélérer, les produits
fixes de déchet diminuent, les forces s'accroissent, la circulation se régularise. » L'analogie absolue que l'on enre-
gistre dans les effets de ces deux glandes peut s'expliquer par la présence dans leur tissu d'un même alcaloïde,
la spermine, dont les propriétés ont été étudiées et décrites
par le professeur Poehl. Il semblerait résulter des expériences de Poehl et de celles de Tarchanoff, Maximowitch,
Weljaminoff, que cet alcaloïde possède, injecté à petite
dose dans l'économie, une action dynamisante et tonifiante
du système nerveux.

Poehl a cherché à démontrer que sans être par elle-
même un oxydant, la spermine est capable de déterminer
indirectement une accélération des oxydations tant miné-
rales qu'organiques. D'après Babes[2], la spermine dérive-
rait de la nucléine, formée elle-même par la destruction
des leucocytes. M. Guérin, qui a fait l'analyse chimique de
l'ovarine de Merk, pour la thèse de Demange, y a décélé
la présence d'un corps, qui se rapproche par la plupart de

(1) Armand Gautier. Toxines et poisons microbiens.

(2) Babes. Was weiss man über Spermin. (*Thérap. Monasch.*, 1896.)

ses réactions de la spermine de Poehl. « Il ne faut cependant pas se hâter de conclure, dit très sagement Demange, il peut y avoir ressemblance chimique sans qu'il y ait ressemblance physiologique. D'ailleurs, il est permis de supposer qu'il existe dans l'ovaire des produits complexes comme ceux que de récentes recherches ont découvert dans la glande thyroïde, produits que l'on n'est pas encore parvenu à isoler, mais à chacun desquels doit revenir un rôle dans la sécrétion interne.

SIÉGE DE LA SÉCRÉTION INTERNE. — Nous n'avons à faire ici, ni l'anatomie, ni l'histologie même succincte de l'ovaire. Toutefois, pour la clarté du sujet et puisque l'on tend à rechercher au sein même de cette glande le siège exact de la production de la sécrétion interne, nous rappellerons qu'à la coupe de cet organe, on voit qu'il se compose : 1º d'une couche de substance corticale (couche ovigène) formée en très grande partie par les follicules de Graaf ou ovisacs ; 2º d'une substance médullaire ou centrale qui forme la masse principale de l'ovaire et qui est constituée par du tissu conjonctif, des fibres musculaires lisses de nombreux nerfs et vaisseaux qui s'anastomosent en sens divers ; c'est le bulbe de l'ovaire. Au moment de la menstruation, les follicules de Graaf se rompent et leur déhiscence est suivie de la formation d'une substance spéciale : le corps jaune.

Où se trouve donc *le siège* de la sécrétion interne? Quel est dans la substance de l'ovaire le tissu dont le suc possède des propriétés actives mises en œuvre dans l'opothérapie? Déjà, Richard Mond s'était préoccupé de rechercher dans l'ovaire quelle était la partie la plus active, et dans ce but il avait prescrit à ses malades, tantôt la substance totale de la glande, tantôt la substance médullaire, tantôt la substance corticale. Mais cet auteur reste muet sur le résultat de ses recherches.

D'après M. le professeur Prenant [1], de Nancy, la sécrétion interne serait le fait *du corps jaune* que ce professeur ne considère plus comme un bouchon destiné à oblitérer le follicule rompu, mais comme un véritable organe glandulaire.

« L'aspect général du corps jaune au microscope est celui d'une glande ; les cellules de cet organe ont des caractères indiscutablement glandulaires. La présence exceptionnelle de divisions cellulaires dans le corps jaune est encore en faveur de sa nature glandulaire.

« Le corps jaune, de plus, se caractérise histologiquement comme glande à sécrétion interne par l'absence de canal excréteur, comme par son abondante vascularisation. A cet égard, sa coupe ressemble tellement à celles d'organes reconnus pour être des glandes à sécrétion interne exclusive ou prédominante, tels que le lobule hépatique, les glandules thymique et thyroïdienne, la glande pituitaire, qu'un histologiste, même exercé, pourrait les confondre avec le corps jaune.

« Quant au rôle physiologique de cette glande à sécrétion interne, il est pour le moment difficile à définir. On peut toutefois admettre que le corps jaune est une sorte d'adjuvant de l'activité génitale et qu'il corrige pour ainsi dire l'influence fâcheuse exercée sur l'organisme par la fonction ovarienne et par ses conséquences, telles que la menstruation. Cette hypothèse ne fait que confirmer, on le comprend en lui donnant un substratum histologique mieux défini, la doctrine de la sécrétion interne de l'ovaire ; elle la rend aussi plus vraisemblable, en attribuant à une vraie glande une fonction interne qu'on est habitué à rapporter partout ailleurs à des organes véri-

[1] Prenant. *Revue médicale de l'Est*, juillet 1898.

tablement glandulaires, au lieu qu'il y a quelque chose
d'étrange à accorder une sécrétion interne à un organe,
l'ovaire, dont on ne connaissait qu'une sécrétion, la sécrétion ovulaire externe au plus haut chef.

« Tous les phénomènes normaux ou pathologiques, dont
la sécrétion interne de l'ovaire peut donner la clé, s'expli-
queront mieux encore par l'hypothèse qui remplace par le
seul corps jaune l'ovaire tout entier. »

Les idées de Prenant et de Sobotta, sur la valeur du
corps jaune, semblent, d'ailleurs, avoir été rapidement admises. Mathias Duval considère, avec ces auteurs, le corps
jaune comme une glande dont les cellules élaborent des
produits qu'elles n'utilisent pas pour leur propre compte.
Belloy [1], Le Breton [2], et tout récemment Keiffer [3] ont
adopté cette façon de voir.

RAPPORTS DE LA SÉCRÉTION INTERNE AVEC L'OVULATION ET
LA MENSTRUATION. — Encore insuffisamment éclairés sur ce
point, nous ne pouvons donner ici que les hypothèses du
professeur Fédoroff [4]. « L'anatomie histologique des ovaires démontre que ces organes, de même que l'utérus, ap-
partiennent au type des glandes lymphatiques. En dehors
de leurs fonctions de glandes génitales (ovaires) et d'organes excréteurs (utérus), ces organes jouent encore le rôle
de glande sécrétant un produit spécial de nature inconnue
et analogue à celui des autres glandes lymphatiques. Les

(1) Belloy. Communication au Congrès des anatomistes, Paris, 5 et 6
janvier 1899.

(2) Le Breton. Opothérapie ovarienne. Rôle du corps jaune. Thèse, Paris, 1899.

(3) Keiffer (de Bruxelles). Recherches nouvelles sur l'ovogénèse chez la
chienne et la femme. Société obstétricale de France, avril 1899.

(4) Fédoroff. Presse médicale, 1896. (Rapport fait à la section climato-
thérapeutique de la Société d'hygiène publique de Yalta. — Crimée).

follicules ovariques déversent dans le sang en se développant un produit chimique spécial, qui en s'accumulant dans l'organisme agit sur le système nerveux, sur les centres vaso-moteurs et sur les organes génitaux. De cette triple action résultent des effets d'ordre général : 1° Élévation de la tension sanguine et de la température, accélération du pouls et accentuation des échanges, phénomènes rappelant l'auto-intoxication ; 2° phénomènes d'ordre local du côté de l'utérus et des annexes se traduisant par l'ampliation des vaisseaux de la muqueuse utérine et la dilatation passive des capillaires avec modifications de la paroi vasculaire. Les éléments inter glandulaires s'hypertrophient, de là augmentation des échanges dans chaque cellule de la glande. Les produits de ces échanges en se déversant dans le torrent circulatoire neutralisent le produit chimique sécrété par les ovaires et hâtent en même temps le développement et la rupture de la vésicule de Graaf. Toutes ces modifications caractérisent la première période préparatoire, à laquelle fait suite une autre caractérisée par l'hémorragie utérine, la diminution de la pression sanguine, l'abaissement de la température, le ralentissement du pouls... *La durée de la menstruation dépend de la rapidité avec laquelle le sang est débarrassé de la diastase sécrétée par l'ovaire.* Pendant que les modifications produites dans l'économie se trouvent ainsi neutralisées et détruites, la muqueuse utérine, qui ne reçoit pas de nouvelle excitation des ovaires, subit la métamorphose de régression. »

Quoi qu'il en soit de la théorie de Fédoroff, il est certain qu'au point de vue anatomo-physiologique comme au point de vue clinique, il y a une parenté étroite entre l'ovaire et l'utérus.

Des remarques intéressantes ont été faites sur ce sujet

par Sokoloff [1], qui en enlevant les ovaires à des chiennes vit que l'utérus subissait, après cette opération, une atrophie considérable et que, chez les chiennes pleines, l'évolution de la grossesse était arrêtée par la castration. Echardt [2] a constaté sur l'utérus d'une femme ovariotomisée, l'atrophie de la muqueuse et de la couche musculaire.

(1) Sokoloff. *Centralblatt für Gynäk*, 1896, 20, 43.

(2) Echardt. *Cent. für Gynäk*, 1896.

CHAPITRE II

Greffes de l'ovaire

Un des meilleurs moyens de démontrer l'existence
d'une sécrétion interne de l'ovaire, et de ses effets
sur le bon fonctionnement de l'organisme féminin, est
certainement celui qui consiste à greffer cette glande
sur un organisme dépouillé par le physiologiste ou le
chirurgien. Ce procédé maintes fois employé pour le corps
thyroïde, les capsules surrénales, le testicule, a fait également l'objet de quelques expériences pour l'ovaire. Mais,
les expérimentateurs, jusqu'ici, semblent avoir eu pour
but, plutôt l'étude des modifications anatomiques de
l'ovaire greffé ou transplanté, que l'étude de la sécrétion
interne de cet organe.

D'ailleurs étant donné le peu de place que cette question
occupe dans la littérature médicale française, nous croyons
qu'il ne sera point inutile d'indiquer à cette place les travaux antérieurs se rattachant à ce sujet.

Les premières greffes de l'ovaire paraissent avoir été
pratiquées sur les conseils de Chroback, par Knauer[1]. Ces
expériences furent entreprises en juin 1895 et les résultats
en furent publiés l'année suivante. Knauer avait pris
comme animaux d'expériences trois lapines. Chez la pre-

[1] Knauer. *Centrablatt. für Gynäk.*, 1896, 29, 48.

mière, un ovaire fut transplanté dans le feuillet péritonéal de la corne droite de l'utérus, et le second entre le fascia et la musculature de l'abdomen, à droite de la ligne d'incision. Chez la seconde lapine, les ovaires furent transplantés du côté gauche, et chez la troisième enfin, les ovaires, après extirpation, furent fixés dans le repli péritonéal de la corne utérine correspondante.

Une de ces lapines fut sacrifiée six mois après l'opération. L'examen histologique démontra que l'ovaire avait continué à fonctionner puisqu'il y avait de récentes hémorragies dans le follicule. L'organe était bien nourri et richement vascularisé. Les follicules contenaient des ovules aux différentes phases de leur évolution, depuis les plus jeunes jusqu'au plus mûrs. Tout au plus le nombre des follicules était-il inférieur à celui que l'on observe normalement.

Seize mois plus tard, Knauer [1] obtint sur des lapines, auxquelles il avait transplanté les ovaires, une grossesse normale, avec mise bas à la fin de cette grossesse.

N. W. Grigoriew [2] a repris ces expériences. Il a fait une vingtaine de greffes ovariennes environ. Après avoir excisé ces glandes, il les fixait, à l'aide de points de suture, sur diverses régions : ligament large, mésentère, replis péritonéaux, etc. Grigoriew put aussi transplanter les ovaires d'un animal sur les cornes utérines d'un autre et inversement.

Les animaux ainsi opérés furent sacrifiés au bout d'un certain temps, et les ovaires transplantés furent soumis à l'examen histologique. On put constater que l'ovaire, transplanté dans un lieu convenable, subit d'abord un

(1) Knauer. *Centrablatt. für Gynäk.*, 1898, 8.

(2) N. W. Grigoriew. Thèse de Saint-Pétersbourg, 1897, *Wratch*, 1897, p. 656.

certain degré d'atrophie passagère, pour reprendre un peu plus tard ses caractères habituels qu'il conserve. L'ovaire transplanté fonctionne normalement, il donne naissance à des vésicules de Graaf, qui se rompent, laissant à leur place des corps jaunes, tandis que les ovules passant dans les trompes et l'utérus continuent leur évolution, toujours aptes à la fécondation. Quatre lapines ainsi fécondées furent sacrifiées avant la fin de la grossesse et Grigoriew trouva dans l'utérus de la première un fœtus de 0.10 cent. de longueur; dans l'utérus de la seconde, un embryon de 0,01 cent. de diamètre ; dans l'utérus de la troisième, un embryon de 1 demi-centimètre de longueur.

La *transplantation des ovaires* a été exécutée *chez la femme* par R. T. Moriss[1]. Celui-ci greffa sur la paroi utérine d'une femme de 20 ans, qui n'avait jamais eu ses règles, un morceau d'ovaire provenant d'une autre femme ; les règles apparurent. Dans un second cas, Moriss greffa chez une femme, à laquelle il avait dû enlever les ovaires et les trompes, un fragment d'ovaire à la base d'un oviducte. La femme put devenir enceinte, mais elle avorta avant terme.

Après Moriss, Glass[2] a donné l'observation d'un cas de transplantation de l'ovaire d'une femme à une autre, qui avait subi une double oophorectomie et qui, pour ce fait, éprouvait tous les accidents d'une ménopause anticipée à 39 ans. L'ovaire transplanté fut emprunté à une femme de 17 ans qui, après un accouchement, avait eu des lésions cicatricielles du vagin rendant tout accouchement ultérieur impossible. L'ovaire fut suturé, chez la première femme, à la place de l'ovaire normal. L'opération réussit et la malade eut par deux fois des règles normales; en outre,

(1) Moriss. *Médical Record*, 1895.

(2) Glass. *Médical News* (*Médecine moderne*, 31 mai 1899, p. 343).

la dépression mentale, l'insomnie, les vertiges disparurent ainsi que la chloro-anémie, et la santé générale devint à partir de ce moment excellente.

Tels sont les faits expérimentaux antérieurs que nous avons pu recueillir sur la greffe ovarienne, pratiquée soit chez la femme, soit *in anima vili*.

Au cours des recherches entreprises au laboratoire de physiologie, à l'effet de déterminer l'influence de l'ovariotomie sur quelques éléments de la sécrétion urinaire, nous avons constaté que l'ovariotomie suivie de la greffe souspéritonéale des ovaires, n'entraînait pas les modifications que l'on constate habituellement après la castration. Ces derniers points vont trouver place dans le chapitre suivant.

CHAPITRE III

Influence de l'ovariotomie et de l'ingestion d'ovaires sur quelques éléments de la sécrétion urinaire.

Nous avons, dans notre premier chapitre, mentionné les noms de Curatulo et Tarulli. C'est à ces deux auteurs que revient le mérite d'avoir songé les premiers à déterminer l'influence de l'ovariotomie double sur la nutrition générale. Dans ce but, ils ont entrepris une longue série d'expériences sur la chienne, sur la souris (femelle du *mus muscularis*) et étudié les urines et les produits respiratoires de ces animaux avant et après la castration. Résumons rapidement les résultats auxquels aboutirent leurs recherches.

D'après Curatulo et Tarulli, l'ablation des ovaires entraîne une diminution notable de l'excrétion de l'acide phosphorique par les urines. L'excrétion redevient normale, si on injecte à l'animal châtré une certaine quantité de suc ovarique. Cette augmentation dans l'excrétion phosphorée est proportionnelle en quantité et en durée à la dose injectée.

La castration est sans influence sur l'élimination azotée ; quant à l'acide carbonique éliminé et à l'oxygène absorbé par la respiration, ils diminuent jusqu'à un point minimum à partir duquel ils restent constants.

Ces résultats ont été jusqu'ici admis sans contestation. Les recherches que nous avons entreprises dans le laboratoire de M. le Professeur Abelous pour déterminer l'influence de l'ovariotomie double sur quelques éléments de la sécrétion urinaire (azote, acide phosphorique, matières extractives réductrices), nous ont cependant conduit à des résultats sensiblement différents. Ainsi, nous avons constaté d'une façon générale que la quantité d'acide phosphorique excrétée par les urines ne diminuait en rien après la double ovariotomie. Au contraire, l'acide phosphorique augmente et cette augmentation a été des plus manifestes chez certains de nos animaux.

Parallèlement à cette augmentation dans l'élimination de l'acide phosphorique qui suit l'ovariotomie, nous avons constaté le plus souvent une augmentation dans la quantité des matières extractives réductrices.

Pour l'azote uréique et total, et pour le rapport $\frac{A/U}{A/T}$, on n'observe après la castration que des modifications insignifiantes.

Nous avons fait ingérer à nos chiennes châtrées des ovaires de vache crus, et, dans ces conditions, nous avons vu que les quantités de matières extratives réductrices et d'acide phosphorique urinaire tendaient à se rapprocher du taux normal, obtenu avant toute intervention.

Avant de donner la relation détaillée des phénomènes enregistrés au cours de nos expériences, nous devons donner quelques détails sur : 1° la méthode suivie dans nos recherches ; 2° les procédés d'analyse employés.

Après avoir présenté, sous forme de tableaux, le résultat de notre expérimentation sur l'animal, nous résumerons sous forme de propositions les constatations qui paraissent légitimement se dégager des phénomènes que nous avons personnellement observés.

I. Méthode suivie dans la marche des expériences. — Nos recherches ont porté sur quatre chiennes, d'âge, de taille et de race différentes. Ces animaux, enfermés dans des cages spéciales, ont été soumis à un régime alimentaire fixe du début à la fin de l'expérience. Nous avons régulièrement recueilli à heure fixe les urines de vingt-quatre heures et tous les jours l'animal a été exactement pesé à ce moment-là[1]. Trois de nos chiennes ont subi l'ovariotomie, la quatrième a eu après ovariotomie (séance tenante) ses ovaires greffés dans le péritoine.

Pour chaque animal, nous avons groupé les expériences par séries de dix à douze jours.

Chienne A. — Poids, 3.200 grammes, le jour de sa mise en cage (1er novembre 1898). Race épagneul bâtard, âge indéterminé, en voie de croissance, très nerveuse.

Régime alimentaire invariable, viande de cheval crue et sans graisse, 500 gr., eau, 500 gr.

Cette expérience est divisée en six séries :

1re série (du 15 au 24 novembre) avant toute opération (série d'observations).

2e série. — Après ovariotomie double par laparatomie, l'animal étant complètement remis des suites opératoires.

3e série. — Pendant que l'animal châtré ingérait des ovaires crus de vache. (Deux ovaires par jour, soit en poids 20 grammes environ.)

4e série. — Après avoir fait suspendre l'ingestion d'ovaires.

5e série. — Pendant un nouveau traitement ovarien.

---

[1] Nous avons essayé de recueillir les urines par le cathétérisme. Mais ce procédé est long et incommode quand on opère simultanément chez plusieurs chiennes. De plus, on détermine facilement des cystites. Nous avons donc préféré récolter les urines spontanément émises par les animaux.

— 29 —

6e série. — Après avoir suspendu d'une façon définitive l'ingestion d'ovaires.

Chienne B. — Poids, 9,000 grammes, le jour de sa mise en cage (10 décembre 1898). Race chienne bouledogue, adulte. Régime alimentaire invariable. Viande de cheval crue et sans graisse, 800 gr., eau, même quantité.

Cette expérience est divisée en quatre séries :

1re série. — Avant l'opération, du 14 décembre au 9 janvier.

2e série. — Huit jours après ovariotomie double.

3e série. — Deux mois après la castration.

4e série. — Pendant l'ingestion d'ovaires.

Chienne C. — Poids, 15 kilos, le jour de sa mise en cage. Race chien courant, adulte. Régime alimentaire invariable. Viande de cheval crue et sans graisse, un kil.; eau, un litre.

L'expérience comprend cinq séries :

1re série. — Avant l'intervention.

2e série. — Après double ovariotomie.

3e série. — Pendant que la chienne châtrée ingère des ovaires crus.

4e série. — Pendant l'interruption de ce traitement ovarien.

5e série. — Pendant que l'animal ingère une forte quantité d'ovaires de vache (60 grammes par jour).

Chienne D. — Poids, 6 kilos, le jour de sa mise en cage (15 novembre 1898). Race chien bâtard, adulte. Régime alimentaire invariable. Viande crue, 500 grammes ; eau, 500 grammes.

1re série. — Avant toute intervention.

2e et 3e série. — Après ovariotomie double suivie de greffe sous-péritonéale des deux ovaires extirpés.

II. Procédés d'analyse et dosages. — a) *Azote total.* — L'azote total a été dosé par le procédé de Kjedal modifié par Denigès. Voici, à grands traits, la technique à suivre, telle qu'elle est indiquée par Vieillard[1]. Dans un ballon de 375 c.c. on introduit 10 c.c. d'urine, 5 c.c. d'acide sulfurique pur, et 10 c.c. d'une solution à 30 % d'oxalate de potasse. On chauffe ce mélange sur un brûleur Bunsen, jusqu'à complète décoloration du liquide, ce qui est l'affaire d'environ deux heures de temps. Tout l'azote contenu dans les 10 c.c. de l'urine primitive est, dans ces conditions, transformé en sulfate d'ammoniaque qui est ensuite décomposé à son tour par l'hypobromite de soude dans l'uréomètre de Moreigne. On fait le dosage de l'azote par comparaison, en opérant, d'une part, sur une solution titrée de sel ammoniacal et, de l'autre, sur le liquide provenant du traitement de l'urine.

b) *Azote uréique*. — Nous avons fait agir l'hypobromite de soude sur une quantité d'urine préalablement additionnée de quelques gouttes d'une solution de glucose.

c) *Acide phosphorique*. — Nous avons fait agir une solution titrée d'azotate d'urane, sur un nombre déterminé de centimètres cubes d'urine, en présence de la teinture de cochenille comme réactif indicateur.

d) *Matières extractives réductrices*. — Nous avons évalué la quantité des *matières extractives réductrices* des urines, en mesurant la quantité d'oxygène nécessaire pour oxyder ces matières. Nous avons dans ce but utilisé le procédé de Ch. Richet et Etard, qui consiste essentiellement à oxyder les matières extractives réductrices selon la formule suivante :

$$R + 2Br + H^2O = 2HBr + RO$$

Dans le procédé de Ch. Richet et Etard, l'excès de brome est dosé par le chlorure stanneux. Ce sel a l'incon-

---

[1] Vieillard. *L'urine humaine.*

vénient d'être déliquescent et les solutions en sont peu stables. Nous avons procédé un peu différemment.

A 5 cent. cubes d'urine, on ajoute 10 c.c. d'une solution titrée de brome, on laisse en contact pendant dix minutes, puis on verse dans le matras 20 cent. cubes d'une solution d'iodure de potassium à 2 gr. 5 p. 100.

Le brome libre en excès met l'iode en liberté, d'après la réaction,

$$Br + IK = BrK + I$$

Cet iode correspond au brome libre. On le dose au moyen de la solution décinormale d'hyposulfite de soude en présence de l'empois d'amidon comme réactif indicateur.

La solution de brome est faite dans des proportions telles que 1 c.c. de brome correspond exactement à 1 c.c. de la solution décinormale d'iode, et par conséquent à 1 cent. cube de la solution décinormale d'hyposulfite. Or, 1 cent. cube de cette solution représente 0,0008 d'oxygène.

Ceci posé, supposons qu'après avoir laissé 10 cent. cubes de la solution de brome au contact de 5 cent. cubes d'urine, il faille 2 cent. cubes d'hyposulfite pour la décoloration, cela indique qu'il reste 2 cent. cubes de brome libre. Il suffit de retrancher ces 2 cent. cubes des 10 cent. cubes introduits pour connaître la quantité de brome qui a été utilisée pour l'oxydation des matières réductrices, soit dans le cas pris comme exemple 8 cent. cubes. Ces 8 cent. cubes équivalent à 0 gr. 0008 d'oxygène ×8=0 gr. 0064 pour 5 cent. cubes d'urine, c'est-à-dire pour 1.000 cent. cubes d'urine, 1 gr. 280 d'oxygène.

Les matières réductrices correspondent donc dans 1.000 cent. cubes d'urine à 1 gr. 280 d'oxygène. Il a fallu 1 gr. 280 d'oxygène pour les oxyder.

Préparation de la liqueur de brome. — On fait d'abord une solution saturée de bromure de potassium dans

500 cent. cubes d'eau distillée. On ajoute à cette solution
2 cent. cubes 5 exactement de brome. On mélange bien de
façon à ce que le brome se dissolve. On attend que le
mélange, très froid, ait atteint la température ambiante,
puis on verse dans le matras jaugé 1 litre. On rince le verre
avec de l'eau distillée et on complète exactement au litre
en ajoutant de petites fractions d'eau distillée et en agitant
chaque fois le ballon pour que le mélange se fasse bien.

Essai. — On verse dans un matras 20 cent. cubes de la
solution d'iodure de potassium, on ajoute 10 c. c. de la
solution de brome, et on titre avec l'hyposulfite de soude
de façon à voir si 10 c.c. d'hyposulfite décolorent juste
10 c.c. d'iode. S'il faut plus de 10 c.c. d'hyposulfite, on
ajoute un peu d'eau distillée dans le flacon de brome et on
recommence l'essai. S'il faut moins de 10 c.c. d'hyposulfite, on ajoute au contraire quelques gouttes de brome.

Préparation de la solution d'hyposulfite de soude. — Il
suffit de dissoudre 24 grammes 8 d'hyposulfite dans un
litre d'eau.

Remarques. — Le brome oxyde les matières extractives,
c'est-à-dire les substances chimiquement encore mal déter-
minées et constituées par des produits de désassimilation
incomplètement oxydés. Il n'oxyde pas l'urée, la xanthine,
la créatine, la créatinine. Il oxyde par contre l'acide urique,
mais ce facteur est peu important, étant donné sa faible proportion dans l'urine de chien. La nutrition se fait d'autant
mieux d'une façon générale, — en supposant un parfait fonctionnement de l'émonctoire rénal, — que la quantité de substances réductrices témoins d'une oxydation imparfaite, est
plus faible dans l'urine.

RÉSULTATS. — Nous avons obtenu les résultats suivants,
qui représentent la moyenne des chiffres obtenus dans

chacune des séries. Tous nos chiffres sont ici rapportés au kilogramme d'animal (poids vif). Les tableaux d'ensemble, placés à la fin de ce chapitre, permettront de suivre l'élimination quotidienne des divers éléments que nous avons étudiés. Dans ces tableaux figureront les chiffres obtenus, par litre, par 24 heures et par kilogramme.

Chienne A. — 1re SÉRIE. — *Avant l'ovariotomie.*

Poids moyen de l'animal.......................	3k738 gr.
Quantité moyenne d'urine émise en 24 heures....	517 c.c.
Azote total, par kilo d'animal..................	3gr,669
Azote uréique.................................	3gr,250
Matières extractives réductrices, par kilo d'animal.	0gr,060
Acide phosphorique, par kilo..................	0gr,367
Rapport azoturique	0,911
Rapport de l'acide phosphorique à l'azote uréique.	10,97 p. 100
Rapport de l'acide phosphorique à l'azote total,...	9,07 p. 100

2e SÉRIE . — *Après ovariotomie double (l'animal complétement remis des suites opératoires).*

Poids moyen de l'animal.......................	3k890 gr.
Quantité moyenne d'urine émise en 24 heures....	517 c.c.
Azote total, par kil. de poids vif	3gr,510
Azote uréique, par kilo........................	3gr,259
Matières extractives réductrices, par kilo........	0gr,107
Acide phosphorique, par kilo..................	0gr,435
Rapport azoturique............................	0,930
Rapport de l'acide phosphorique à l'azote uréique.	13,250
Rapport de l'acide phosphorique à l'azote total...	12,360

3e SÉRIE. — *Pendant l'ingestion d'ovaires.*

Poids moyen de l'animal	4k,000 gr.

Quantité d'urine émise en 24 heures................ 489 c.c.
Matières extractives réductrices : pour un kilo de
    poids vif d'animal............................... 0gr,073
Acide phosphorique, par kilo...................... 0gr,380

4e SÉRIE. — *Après avoir suspendu l'ingestion d'ovaires.*

Poids moyen de l'animal......................... 4k,172 gr.
Quantité moyenne d'urine émise en 24 heures.... 607 c.c.
Matières extractives réductrices : pour un kilo de
    poids vif d'animal 0gr,114
Acide phosphorique, par kilo..................... 0gr,434

5e SÉRIE. — *Pendant l'ingestion d'ovaires.*

Poids moyen de l'animal.......................... 4k,380 gr.
Quantité moyenne d'urine émise en 24 heures.... 562 c.c.
Matières extractives réductrices : pour un kilo de
    poids vif d'animal............................ 0gr,073
Acide phosphorique, par kilo..................... 0gr,369

6e SÉRIE. — *Après interruption définitive de l'ingestion d'ovaires.*

Poids moyen de l'animal..... .... 4k,400 gr.
Quantité moyenne d'urine émise en 24 heures.... 591 c.c.
Matières extractives réductrices : pour un kilo de
    poids vif d'animal............................ 0gr,070
Acide phosphorique, par kilo..... .... 0gr,400

Chienne B. — 1re SÉRIE. — *Avant toute intervention.*

Poids moyen de l'animal.......................... 9k,013 gr.
Quantité moyenne d'urine émise en 24 heures... 320 c.c.
Matières extractives réductrices : pour un kilo de
    poids vif d'animal............................ 0gr,033
Acide phosphorique, par kilo..................... 0gr,207

2e SÉRIE. — *Huit jours après la castration double.*

Poids moyen de l'animal..................... 8k523 gr.
Quantité moyenne d'urine émise en 24 heures.... 395 c.c.
Matières extractives réductrices : pour un kilo de
    poids vif d'animal....................... 0gr,034
Acide phosphorique, par kilo................ 0gr,260

3e SÉRIE. — *Deux mois après l'ovariotomie.*

Poids moyen de l'animal..................... 9k115 gr.
Quantité moyenne d'urine émise en 24 heures.... 395 c.c.
Matières extractives réductrices : pour un kilo de
    poids vif d'animal....................... 0gr,042
Acide phosphorique, par kilo................ 0gr,292

4e SÉRIE. — *Pendant l'ingestion d'ovaires.*

Poids moyen de l'animal .... 9k352 gr.
Quantité moyenne d'urines émises en 24 heures . 411 c.c.
Matières extrac. réductrices : pour un kilog de
    poids vif d'animal....................... 0gr,052
Acide phosphorique, par kilo................ 0gr,260

Chienne C. — 1e SÉRIE. — *Avant toute intervention*

Poids moyen de l'animal..................... 15k609 gr.
Quantité moyenne d'urines émises en 24 heures., 679 c.c.
Matières extractives réductrices : pour 1 kilog de
    poids vif d'animal....................... 0gr,028
Acide phosphorique, par kilo................ 0gr,204

2e SÉRIE. — *Après ovariotomie double (l'animal complétement remis des suites opératoires).*

Poids moyen de l'animal..................... 15k195 gr.
Quantité moyenne d'urines émises en 24 heures.. 679 c.c.
Matières extractives réductrices : pour 1 kilog de
    poids vif d'animal....................... 0gr,031
Acide phosphorique, par kilo................ 0gr,236

3ᵉ Série. — *Pendant l'ingestion d'ovaires (Trente grammes par jour).*

Poids moyen de l'animal................................ 16ᵏ055 gr.

Quantité moyenne d'urines émises en 24 heures.. 760 c.c.

Matières extractives réductrices : pour 1 kilog de
poids vif d'animal 0ᵍʳ,020

Acide phosphorique, par kilo...................... 0ᵍʳ,223

4ᵉ Série. — *Après avoir suspendu l'ingestion d'ovaires.*

Poids moyen de l'animal................................ 16ᵏ220 gr.

Quantité moyenne d'urines en 24 heures,.......... 658 c.c.

Matières extractives réductrices : pour 1 kilog de
poids vif d'animal 0ᵍʳ,0203

Acide phosphorique, par kilo...................... 0ᵍʳ,208

5ᵉ Série. — *Après ingestion d'ovaires à haute dose (60 grammes par jour).*

Poids moyen de l'animal................................ 17ᵏ215 gr.

Quantité moyenne d'urines émises,............ 1.032 c.c.

Matières extractives réductrices : pour 1 kilog de
poids vif d'animal,.............................. 0ᵍʳ,026

Acide phosphorique, par kilo...................... 0ᵍʳ,188

Chienne D. — 1ʳᵉ Série. — *Avant toute intervention.*

Poids moyen de l'animal................................ 6ᵏ322 gr.

Quantité moyenne d'urines émises en 24 heures.. 342 c.c.

Matières extractives réductrices : pour un kilog de
poids vif,.. 0ᵍʳ,050

Acide phosphorique, par kilo...................... 0ᵍʳ,272

2ᵉ Série. — *Après ovariotomie double, suivie de la double greffe sous péritonéale.*

Poids moyen de l'animal................................ 6ᵏ254 gr.

Quantité moyenne d'urines émises en 24 heures.. 331 c.c.

Matières extractives réductrices : pour 1 kilog de
poids vif d'animal 0ᵍʳ,053

Acide phosphorique, par kilo...................... 0ᵍʳ,269

Chienne A

| SÉRIES | DATES | Quantité d'urine par 24 heures. | DENSITÉ | RÉACTION | COULEUR | Poids de l'animal. | Acide phosphorique | | | MATIÈRES extractives réductrices | | | OBSERVATIONS |
							p. 24 h.	par litre	par kilog.	p. 24 h.	par litre	par kilog.	
		cc.				gr.	gr.	gr.	gr.	gr.	gr.	gr.	
I	15 nov.	510	1021	Acide	Citrine	3500	1.234	2.420	0,352	0,220	0,432	0,002	
	16	500	1027	»	»	3600	1.145	2.290	0.318	0,204	0,408	0,056	
	17	510	1021	»	»	3500	1.346	2.640	0,384	0,212	0,416	0,060	
	18	520	1025	»	»	3750	1.159	2.230	0,304	0,153	0,296	0 040	
	19	585	1023	»	»	3750	1.281	2.190	0,341	0,170	0,292	0,045	
	20	730	1023	»	»	3750	1.606	2.200	0,428	0,309	0,424	0,082	
	21	650	1023	»	»	3800	1.673	2.420	0,414	0.187	0,288	0,049	
	22	530	1025	»	»	4000	1.474	2.782	0,368	0,275	0,520	0,068	
	23	391	1035	»	»	4000	1.587	4.060	0,391	0,344	0,880	0,086	Castration le 23
Moyenne...		517				3738			0,367			0,060	
		cc.				gr.	gr.	gr.	gr.	gr.	gr.	gr.	
II	8 déc.	500	1028	Acide	Citrine	3800	1.664	3.349	0,440	0,368	0,736	0,097	
	9	490	1030	»	»	3800	1.588	3.242	0,417	0,368	6,752	0,097	
	10	440	1030	»	»	3800	1.638	3.723	0,431	0,436	0,992	0,114	
	11	550	1027	»	»	3800	1.676	3.049	0,441	0,387	0,704	0,102	
	12	440	1030	»	»	3800	1.370	3.135	0,303	0,369	0,840	0,097	
	13	400	1033	»	»	3800	1.605	4.012	0,422	0,339	0,848	0,080	
	14	650	1021	»	»	4000	1.012	2.942	0,478	0,457	0,704	0,114	
	15	700	1021	»	»	4000	1.904	2.720	0,476	0,476	0,680	0,119	
	16	540	1021	»	»	4000	1.545	2.880	0,386	0,406	0,752	0,101	
	17	700	1021	»	»	4000	1.820	2.600	0,455	0.537	0,788	0,131	
	18	538	1027	»	»	4000	1.904	2.800	0,476	0,455	0,672	0,113	A partir du 20 déc., ingestion de 2 ovaires de vache par jour.
Moyenne...		510				3890			0,435			0,107	
		cc.				gr.	gr.	gr.	gr.	gr.	gr.	gr.	
III	21 déc.	625	1028	Acide	Citrine	4000	1.800	2.880	0,450	0,440	0,704	0,110	
	22	500	1030	»	»	4000	1.670	3.340	0,417	0,436	0,672	0,084	
	23	Urines perdues	»	»	»	4000	»	»	»	»	»	»	L'animal a vomi.
	24	590	1027	»	»	4000	1.852	3.140	0,463	0,330	0,560	0,082	

SÉRIES	DATES	Quantité d'urine par 24 heures.	DENSITÉ	RÉACTION	COULEUR	POIDS de l'animal.	Acide phosphorique			MATIÈRES extractives réductrices.			OBSERVATIONS
		cc.				gr.	p. 24 h. (gr.)	par litre (gr.)	par kilog. (gr.)	p. 24 h. (gr.)	par litre (gr.)	par kilog. (gr.)	
III	25 déc.	460	1035	Acide	Citrine	4000	1.032	4.200	0,483	0,309	0,672	0,077	
	26	480	1020	»	»	4000	1.331	2.800	0.333	0,268	0,560	0,067	
	27	430	1020	»	»	4000	1.101	2.700	0.290	0,251	0 648	0 063	
	28	490	1020	»	»	4000	1.470	3.000	0,367	0,250	0,512	0,062	
	29	510	1025	»	»	4000	1.480	2.020	0,372	0,342	0 672	0,085	
	30	410	1020	»	»	4000	1.287	3.140	0,321	0 242	0,502	0,000	30 déc. Dernier jour de l'ingestion d'ovaire.
	31	400	1020	»	»	4000	1.210	3.010	0,304	0,192	0,480	0,016	
Moyenne...		489				4000			0,380			0,073	
IV	3 janv. 99	450	1035	Acide	Citrine	4000	1.740	3.880	0.436	0,306	0.880	0.099	
	4	760	1024	»	»	4000	1.687	2.2?0	0.421	0 550	0.736	0.130	
	5	675	1025	»	»	4100	1.755	2.600	0.428	0,412	0 656	0,108	
	6	600	1026	»	»	4100	1.860	3.100	0,453	0,361	0.608	0,080	
	7	494	1029	»	»	4150	1.778	3.600	0,4?8	0,395	0.800	0,005	
	8	730	1020	»	»	4200	2.248	3.080	0,535	0,642	0,880	0,152	
	9	530	1026	»	»	4200	1.549	2.080	0,368	0,300	0.768	0,093	
	10	630	1024	»	»	4500	1.005	3.120	0,437	0,504	0,800	0,112	Nouvelle ingestion de 4 ovaires à partir du 11
	11	600	1026	»	»	4300	1.728	2 880	0,401	0,614	1.021	0,142	
Moyenne...		607				4172			0,434			0,114	
V	12 janv.	550	1025	Acide	Citrine	4300	1.028	2.000	0,378	0,402	0,806	0,114	
	13	575	1025	»	»	4300	1.759	3.000	0 400	0,500	0,880	0,117	
	14	520	1025	»	»	4400	1.012	3.100	0,366	0 311	0,656	0,077	
	15	610	1022	»	»	4400	1.007	2 080	0,433	0,419	0,054	0,005	
	16	400	1035	»	»	4100	1.368	3.120	0,333	0,288	0,720	0,070	
	17	583	1025	»	»	4407	1.527	2.620	0,317	0,214	0,368	0,018	
	18	510	1028	»	»	4450	1.414	2.620	0,317	0,216	0,400	0,018	
	19	680	1024	»	»	4450	1.808	2.600	0,400	0,203	0,432	0,005	
	20	650	1025	»	»	4500	1.702	2 680	0,387	0,249	0,384	0,055	L'ingestion d'ovaires cesse le 20 janvier.
	21	490	1030	»	»	4500	1.421	2.000	0,315	0,196	0,400	0,018	
Moyenne...		562				4380			0,361			0,073	

SÉRIES	DATES	Quantité d'urine par 24 heures.	DENSITÉ	RÉACTION	COULEUR	POIDS de l'animal.	Acide phosphorique			MATIÈRES extractives réductrices.			OBSERVATIONS
							P. 24 h.	par litre.	par kilog.	P. 24 h.	par litre.	par kilog.	
		cc.				gr.	gr.	gr.	gr.	gr.	gr.	gr.	
VI	22 janv.	690	1025	Acide	Citrine	4400	2.042	2.060	0,463	0,276	0,400	0,003	
	23	530	1025	»	»	4400	1.685	3.180	0,383	0,296	0,560	0,067	
	24	570	1025	»	»	4350	1.833	3.217	0,421	0,273	0,480	0,063	
	25	625	1026	»	»	4350	1.030	3.103	0,445	0,270	0,480	0,067	
	26	510	1025	»	»	4350	1.573	2.913	0,361	0,311	0,576	0,071	
	27	490	1020	»	»	4400	1.670	3.427	0 381	0,266	0,544	0,064	
	28	700	1021	»	»	4350	1.745	2.491	0,401	0,380	0,544	0,087	
	29	570	1025	»	»	4500	1.573	2.760	0,340	0,410	0,720	0,091	
	30	610	1025	»	»	4500	1.800	2.051	0,400	0,202	0,480	0,003	
Moyenne ..		591				4400			0,400			0,070	

TABLEAU POUR :

SÉRIES	DATES	Quantité d'urine	POIDS de l'animal.	L'AZOTE TOTAL			L'AZOTE URÉIQUE			LE RAPPORT			OBSERVATIONS
				24 heures.	litre.	kilog.	24 heures.	litre.	kilog.	Azoturique	de P^2O^5 à l'azote uréique	de P^2O^5 à l'az. total	
		cc.	gr.	gr.	gr.	gr.	gr.	gr.	gr.	gr.			
I bis	15 nov.	510	3.500	11.903	23.310	3.400	11.028	22.000	4.220	0,976	10.6 %	10.3 %	Avant l'ovariotomie.
	16	500	3.600	12.400	25.800	3.580	11.420	22.310	3.088	0,886	10.2 %	8.8 %	
	17	510	3.500	12.507	21.700	3.590	11.883	22.300	3.385	0,910	11 %	10 %	
	18	520	3.750	15.400	30.580	4.210	13.570	26.106	3.610	0,820	8.5 %	7.2 %	
	19	585	3.750	12.601	21.700	3.379	11.700	20.	3.120	0,023	10.9 %	10 %	
	20	730	3.750	17 801	23.700	4.613	16.140	22.110	4.301	0,083	10.9 %	9.2 %	
	21	650	3.800	13.010	21.400	3.069	13.500	20.700	4.552	0,168	11.0 %	11 %	
	22	530	4.400	13.838	26.110	3.450	12.520	23.640	4.132	0,897	11.7 %	10.6 %	
	23	391	4.000	12.418	31.700	3.104	10.853	27.700	2.713	0,874	14.4 %	12.7 %	
II bis	8 déc.	500	3.800	13.058	26.117	3.346	12.588	25.176	4.312	0,963	13.2 %	13 %	Après ovariotomie.
	9	490	3.800	12.912	26.352	3.367	12.221	24.944	4.216	0,946	12.0 %	12.5 %	
	10	440	3.800	10.604	24.237	2.806	9.938	22.588	2.615	0,931	16 %	15 %	
	11	550	3.800	13.458	24.470	3.544	12.423	22.588	4.269	0 923	13.5 %	12.4 %	
	12	440	3.800	11.750	26.705	3.092	11.284	25.617	2.969	0,900	12.2 %	11.7 %	
	13	400	3.800	12.040	30.117	3.170	11.105	27.761	2.922	0,921	14.4 %	13.2 %	
	14	650	4.000	15.141	23.294	3.787	11.070	24.617	4.517	0,920	13.8 %	12.6 %	
	15	700	4.000	18.611	26.588	4.652	16.140	23.058	4.635	0,887	11.7 %	10.2 %	
	16	540	4.000	13.849	25.647	4.462	12.705	23.529	4.176	0,917	12 %	11 %	
	17	700	4.000	15.489	22.117	3.750	14.230	20.941	4.559	0,948	12.8 %	12 %	

Chienne B

SÉRIES	DATES	Quantité d'urine par 24 heures.	DENSITÉ	RÉACTION	COULEUR	POIDS de l'animal.	Acide phosphorique P. 24 h.	par litre	par kilog.	Matières extractives réductrices P. 24 h.	par litre	par kilog.	OBSERVATIONS
		cc.				gr.	gr.	gr.	gr.	gr.	gr.	gr.	
I	14 déc.	250	1057	Acide	Citrine	9200	1.851	7.204	0,201	0,314	1,376	0,037	
	15	300	1011	»	»	9200	1.572	5.240	0,172	0,308	1,328	0,013	
	16	305	1048	»	»	9200	1.802	4.740	0,195	0.366	0,028	0 030	
	17	260	1055	»	»	9200	1.601	6.160	0,174	0,283	1,088	0,030	Avant toute intervention.
	18	335	1051	»	»	9000	1.835	5.480	0,203	0,332	0,092	0,036	
	19	330	1051	»	»	9000	2.118	6.420	0,235	0,377	1,141	0,041	
	20	360	1051	»	»	9000	1.670	4.610	0,185	0,271	0,752	0,030	
	21	320	1055	»	»	9000	2.067	6.460	0,220	0,276	0,864	0,030	
	22	400	1050	»	»	9000	2.584	6.460	0,287	0,320	0,800	0,035	
	Expérience interrompue.												
	4 janv.	249	1063	Acide	Citrine	8800	1.536	6.400	0,174	0,207	0,864	0,023	
	5	355	1047	»	»	8800	1.917	5.400	0,217	0,250	0,708	0,029	
	6	264	1054	»	»	8800	1.531	5.800	0,175	0,236	0,896	0,027	
	7	350	1050	»	»	9000	1.074	5.040	0,210	0,324	0,028	0,036	Laparotomie et extirpation des ovaires.
	8	400	1011	»	»	9000	2.252	4.630	0,250	0,331	0,720	0,037	
	9	320	1047	»	»	9000	1.706	5.520	0,196	0,307	0,060	0,034	
Moyenne...		320				9013			0,207			0,033	
II	17 janv.	350	1017	Acide	Citrine	8300	1.067	5.620	0,230	0,257	0,736	0,031	
	18	300	1051	»	»	8300	2.058	6.880	0,217	0,243	0,810	0,029	
	19	385	1050	»	»	8500	2.348	6.100	0,276	0,308	0,800	0,036	
	20	325	1053	»	»	8500	1.670	5.140	0,190	0,220	0,701	0,027	
	21	325	1050	»	»	8500	1 735	5.310	0,207	0,202	0,624	0,023	
	22	550	1050	»	»	8050	3.080	5.600	0,356	0,410	0,800	0,050	
	23	405	1050	»	»	8000	2.519	6.220	0,202	0,285	0,352	0,033	
	24	410	1050	»	»	8500	2.369	5.780	0,278	0,275	0,672	0,032	8 jours après ovariotomie
	25	420	1052	»	»	8000	2.461	5.860	0,286	0,342	0,816	0,040	
	26	510	1050	»	»	8000	2.013	5.712	0,338	0,331	0,050	0,038	
	27	300	1055	»	»	8500	2.072	6.002	0,243	0,276	0,708	0,032	
	28	270	1057	»	»	8000	1.480	5.483	0,172	0,200	0,742	0,023	
	29	505	1050	»	»	8500	3.038	6.010	0,356	0,371	0,736	0,043	
	30	470	1050	»	»	8000	2.648	5.635	0,307	0,353	0,752	0,011	
	31	350	1053	»	»	8000	2.125	6.073	0,247	0,201	0,832	0,033	
Moyenne...		305				8523			0,209			0,034	

SÉRIES	DATES	Quantité d'urine par 24 heures.	DENSITÉ	RÉACTION	COULEUR	POIDS de l'animal.	Acide phosphorique			MATIÈRES extractives réductrices.			OBSERVATIONS
							p. 24 h.	par litre	par kilog.	p. 24 h.	par litre	par kilog.	
III	13 avril	cc. 350	1050	Acide	Citrine	gr. 9050	gr. 1.839	gr. 5.257	gr. 0,203	gr. 0,246	gr. 0,701	gr. 0,027	
	14	420	1050	»	»	9100	2.635	6.275	0,280	0,383	0,012	0,012	
	15	375	1050	»	»	9200	2.022	5.303	0,219	0,246	0,672	0,011	
	16	Diarrhée				9000							
	17	310	1050	»	»	9000	2.171	7.004	0,211	0,287	0,028	0,031	2 mois après ovariotomie
	18	375	1050	»	»	9000	2.461	6.563	0,273	0,318	0,848	0,035	
	19	600	1050	»	»	9000	3.840	6.400	0,426	0,480	0,800	0,053	
	20	285	1035	»	»	9200	1.551	5.441	0,169	0,273	0,960	0,030	
	21	600	1050	»	»	9200	4.120	6.868	0,447	0,595	0,076	0,065	
	22	475	1050	»	»	9200	2 916	6 130	0,317	0,118	0,880	0,045	
	23	460	1050	»	»	9200	3.159	6.808	0,343	0,525	1,120	0,057	
Moyenne...		395				9115			0,202			0,042	
IV	20 avril	cc. 420	1050	Acide	Citrine	gr. 9400	gr. 2.604	gr. 6.200	gr. 0,277	gr. 0,383	gr. 0,012	gr. 0,040	
	30	435	1050	»	»	9400	2.065	4.747	0,219	0,421	0,076	0,045	
	1er mai	360	1050	»	»	9250	2.150	2.087	0,232	0,308	0,512	0,039	
	2	300	1050	»	»	9250	2.150	2.087	0,232	0,308	0,512	0,039	
	3	510	1050	»	»	9300	3.225	6.324	0,346	0,486	0,002	0,053	Ingestion d'ovaires.
	4	320	1053	»	»	9500	2.373	7.410	0,249	0,360	1,152	0,039	
	5	690	1050	»	»	9300	3.027	4.387	0,325	0,485	0,704	0,052	
	6	495	1050	»	»	9320	3.101	6.386	0,330	0,525	1,072	0,062	
	7	270	1055	»	»	9300	2.010	7.448	0,216	0,208	1,101	0,032	
	8	250	1060	»	»	9500	1.534	6.138	0,161	0,252	1,008	0,026	
Moyenne...		411				9352			0,249			0,052	

Chienne C

SÉRIES	DATES	Quantité d'urine par 24 heures.	DENSITÉ	RÉACTION	COULEUR	POIDS de l'animal.	Acide phosphorique			MATIÈRES extractives réductrices.			OBSERVATIONS
							p. 24 h.	par litre	par kilog.	p. 24 h.	par litre	par kilog.	
I	1er fév.	cc. 455	1017	Acide	j. clair	gr. 15500	gr. 2.410	gr. 5.312	gr. 0,155	gr. 0,350	gr. 0,784	gr. 0,023	
	2	720	1015	»	»	15500	3.075	5.521	0,256	0,529	0,736	0,034	
	3	620	1016	»	»	15500	3.269	5.274	0,210	0,515	0,832	0,033	
	4	Urines perdues				15500							
	5	370	1000	»	»	15500	2.874	7.768	0 185	0,310	0,804	0,020	Avant toute opération
	6	530	1017	»	»	15500	3.324	6.272	0,215	0,449	0,848	0,020	
	7	510	1017	»	»	15700	2.572	5.015	0,165	0,368	0,736	0,024	
	8	600	1015	»	»	15700	2.798	4.631	0,184	0,412	0,088	0,026	
	9	570	1017	»	»	15700	3.450	6.054	0,219	0,500	0,808	0,032	
	10	460	1017	»	»	15700	2.530	5.502	0,156	0,412	0,806	0,025	
	11	700	1015	»	»	15700	4.093	6.328	0,318	0,775	0,082	0,010	Laparotomie et ablation des ovaires le 13 février.
	12	440	1050	»	»	15700	2.772	6.300	0,176	0,436	0.002	0,027	
Moyenne...		679				15000			0,201			0,028	

SÉRIES	DATES	Quantité d'urine par 24 heures.	DENSITÉ	RÉACTION	COULEUR	POIDS de l'animal.	Acide phosphorique			MATIÈRES extractives réductrices.			OBSERVATIONS
							p. 24 h.	par litre	par kilog.	p. 24 h.	par litre	par kilog.	
		cc.				gr.	gr.	gr.	gr.	gr.	gr.	gr.	
II	8 mars	600	1050	Acide	j. clair	15000	3.984	6.640	0,265	0,480	0 800	0,032	Après ovariotomie double.
	9	800	1044	»	»	14900	4.093	4.760	0,274	0,584	0 656	0,038	
	10	630	1050	»	»	15000	3.389	5.380	0 225	0,433	0,688	0,029	
	11	650	1050	»	»	15000	3.965	6.100	0,264	0 468	0 720	0 031	
	12	810	1042	»	»	14900	4.148	5.121	0,278	0 570	0,704	0,038	
	13	450	1055	»	»	15200	2.732	6 073	0,179	0,316	0,704	0,021	
	14	770	1050	»	»	15350	4.368	5.673	0,285	0,579	0.752	0,038	
	15	600	1050	»	»	15100	3.004	5.007	0,195	0,374	0,624	0,024	
	16	700	1050	»	»	15400	3.240	4.264	0,210	0,462	0 608	0,030	
	17	650	1047	»	»	15500	3.242	4.088	0,208	0,620	0,800	0,034	
	18	690	1047	»	»	15500	3.376	4.893	0,217	0,474	0,688	0,030	
Moyenne...		670				15193			0,236			0,031	
III	21 mars	615	1016	Acide	j. clair	15800	3 044	4.950	0,192	0,373	0,608	0,023	Ingestion d'ovaires.
	22	980	1040	»	»	15800	4.002	5.054	0,318	0,607	0,620	0,037	
	23	690	1042	»	»	15950	3.336	4.830	0,209	0,364	0,528	0,022	
	24	1050	1040	»	»	16000	4.797	4.500	0,290	0,672	0,640	0 042	
	25	700	1045	»	»	16100	3 598	5.140	0,223	0,504	0,720	0 031	
	26	820	1045	»	»	16100	3 662	4.417	0,227	0,432	0,528	0,026	
	27	650	1040	»	»	16200	4.558	5.108	0,281	0,618	0,640	0,038	
	28	680	1047	»	»	16200	3.145	4.626	0 104	0,402	0 592	0,025	
	29	500	1047	»	»	16200	2.250	4.518	0,139	0,328	0,656	0,020	
	30	620	1047	»	»	16200	2.821	4.552	0,174	0,440	0,672	0,025	
Moyenne...		760				16085			0,226			0,020	
IV	12 avril	750	1017	Acide	j. clair	16200	3.698	4.931	0,228	0,504	0 672	0,031	Après interruption de l'ingestion d'ovaires.
	13	600	1017	»	»	16050	3.278	5.464	0,204	0,393	0,656	0,025	
	14	710	1017	»	»	16200	3.676	5.178	0 227	0,488	0,688	0,030	
	15	520	1017	»	»	16300	2.445	4.702	0,150	0,349	0,672	0,021	
	16	700	1017	»	»	16500	4.033	5.748	0,243	0,571	0,810	0,034	
	17	410	1018	»	»	16000	2.240	5.464	0,140	0,328	0,656	0,020	
	18	570	1018	»	»	16300	3.342	5.864	1,205	0,456	0,800	0,027	
	19	750	1017	»	»	16200	3.998	5.331	0 247	0,600	0,800	0,037	
	20	675	1017	»	»	16250	3.007	4 455	0,185	0,540	0,800	0,033	
	21	900	1030	»	»	16200	4.028	4.474	0,240	0,564	0,624	0,035	
Moyenne...		658				16220			0,208			0,020	

SÉRIES	DATES	Quantité d'urine par 24 heures.	DENSITÉ	RÉACTION	COULEUR	POIDS de l'animal.	Acide phosphorique			MATIÈRES extractives réductrices.			OBSERVATIONS
							p. 24 h.	par litre	par kilog	p. 24 h.	par litre	par kilog.	
		cc.				gr.	gr.	gr.	gr.	gr.	gr.	gr.	
V	29 avril	080	1039	Acide	j. clair	17150	3.371	3.440	0,106	0,470	0,480	0,028	
	30	700	1042	»	»	17150	2.231	3.187	0,130	0,495	0,708	0,029	
	1er mai	470	1042	»	»	17150	2.217	4.717	0,120	0,285	0.608	0,017	
	2	1200	1041	»	»	17000	5.339	4.440	0,314	0.768	0 640	0,045	
	3	800	1029	»	»	17500	1.615	2.018	0,090	0,257	0.368	0,014	Ingestion d'ovaires.
	4	2090	1023	»	»	17200	4.822	2.307	0,280	0,500	0,268	0,032	
	5	1050	1032	»	»	17300	3.800	2.708	0,219	0,508	0,496	0,029	
	6	1300	1025	»	»	17300	3.052	2.348	0,176	0,447	0,352	0,025	
	7	550	1033	»	»	17300	1.657	3.468	0,116	0,313	0,621	0.010	
	8	1235	1033	»	»	17100	4.010	3.254	0,234	0,502	0,480	0,034	
Moyenne...		1032				17215			0,188			0,026	

Chienne D

SÉRIES	DATES	Quantité d'urine par 24 heures.	DENSITÉ	RÉACTION	COULEUR	POIDS de l'animal.	Acide phosphorique			MATIÈRES extractives réductrices.			OBSERVATIONS
							p. 24 h.	par litre	par kilog	p. 24 h.	par litre	par kilog.	
		cc.				gr.	gr.	gr.	gr.	gr.	gr.	gr.	
1	26 nov.	240	1043	Acide	j. clair	6200	1.232	5.260	0,203	0,178	0,730	0,028	
	27	435	1042	»	»	6250	2 135	4.680	0,343	0,348	0,800	0,055	
	28	392	1042	»	»	6250	1.713	4.370	0,273	0,201	0,752	0,017	
	29	320	1042	»	»	6200	1.610	5.060	0,261	0,325	1.010	0,052	
	30	353	1042	»	»	6200	1.761	5.200	0,281	0,330	1,012	0,051	
	1er déc.	275	1040	»	»	6500	1.615	5.874	0,218	0,352	1,280	0,051	Laparotomie et transplantation des ovaires dans le péritoine.
	2	275	1040	»	»	6500	1.485	5.400	0,228	0,305	1,112	0,046	
	3	375	1040	»	»	6500	1.821	4.850	0,280	0,330	0,880	0,050	
	4	435	1040	»	»	6500	2.163	4.074	0,332	0,417	0,060	0,004	
Moyenne...		342				6322			0,272			0,050	
		cc.	cc.			gr.	gr.	gr.	gr.	gr.	gr.	gr.	
11	14 déc.	380	1040	Acide	j. clair	6300	1.780	4.708	0,283	0,553	1,456	0,087	
	15	260	1042	»	»	6300	1 118	4.800	0,177	0,305	1,520	0,062	
	16	350	1040	»	»	6300	1.310	3.750	0,208	0,375	1,072	0,059	
	17	170	1045	»	»	6450	0.803	4.760	0,125	0,100	1,120	0,030	
	18	585	1040	»	»	6450	3.104	3.460	0,495	0,566	0,968	0,088	
	19	410	1040	»	»	6300	2.461	5.600	0,376	0,485	1,101	0,076	

SÉRIES	DATES	Quantité d'urine par 24 heures.	DENSITÉ	RÉACTION	COULEUR	POIDS de l'animal	Acide phosphorique			MATIÈRES extractives réductrices			OBSERVATIONS
							P. 24 h.	par litre	par kilog.	P. 24 h.	par litre	par kilog.	
		cc.				gr.	gr.	gr.	gr.	gr.	gr.	gr.	
II	20 déc.	325	1015	Acide	j. clair	6200	1.683	5.180	0 271	0,317	0,976	0 051	
	21	375	1015	»	»	6200	1.830	4.880	0 205	0,273	0,002	0,011	
	22	375	1015	»	»	6200	1.807	4.820	0,201	0,381	1,076	0,002	
	23	330	1017	»	»	6200	1.854	5.020	0,200	0,385	1,168	0,002	
Moyenne...		359				6290			0,282			0 002	
III	4 janv.	430	1015	Acide	j. clair	6000	2.339	5.440	0,389	0,316	0,730	0,052	
	5	300	1050	»	»	6200	1.710	5.700	0,279	0,259	0,864	0,012	
	6	285	1050	»	»	6100	1.601	5.620	0,262	0,278	0,076	0,015	
	7	345	1015	»	»	6200	1.701	5.200	0,289	0,410	1,216	0,067	
	8	430	1015	»	»	6200	1.065	4.580	0,317	0,405	0,011	0,005	
	9	Expérience interrompue.					»	»	»	»	»	»	
	10						»	»	»	»	»	»	
	11						»	»	»	»	»	»	
	12	Urines perdues					»	»	»	»	»	»	
	13	200	1017	»	»	6300	1.268	2.440	0,201	0,319	0,602	0,055	
	14	170	1055	»	»	6300	0.932	5.600	0,151	0,148	0,012	0,024	
	15	180	1055	»	»	6300	1.126	6.260	0,178	0,173	0,060	0,027	
	16	400	1015	»	»	6300	2.050	5.140	0,328	0,262	0,650	0,012	
	17	285	1019	»	»	6300	1.282	4.580	0,203	0,210	0,784	0 034	
	18	205	1017	»	»	6200	1.481	5.000	0,238	0,207	0,784	0,033	
Moyenne...		304				6218			0,254			0,014	

Conclusions. — Des expériences et analyses qui précèdent, découlent les propositions suivantes :

1° L'ablation des ovaires est suivie, chez la chienne, d'une augmentation sensible de l'acide phosphorique urinaire. Ce résultat est en contradiction avec ceux qu'ont obtenu Curatulo et Tarulli en semblable circonstance.

2° L'ingestion d'ovaires crus tend à réduire le taux de cet élément urinaire. A haute dose, l'ingestion d'ovaires produit une augmentation sensible de la diurèse.

3° Les matières extractives urinaires passent généralement en quantité beaucoup plus abondante dans les urines, après l'ovariotomie. L'ingestion d'ovaires tend à ramener le taux de ces matières à un chiffre sensiblement voisin du chiffre obtenu avant toute intervention.

Ces résultats sont surtout marqués chez les animaux en voie de croissance.

4° L'élimination de l'azote urinaire (total ou uréique) n'est pas modifié par la castration. Le rapport azoturique reste sensiblement constant.

5° On n'observe aucun changement dans l'excrétion urinaire lorsque la castration est suivie de la greffe ovarienne.

A la suite de la castration double, on observe donc une désassimilation phosphorée plus intense, et un accroissement des matières réductrices; ceci paraît indiquer un métabolisme anaérobique plus marqué qu'à l'état normal.

Ne pourrait-on pas expliquer les troubles nerveux qui se produisent à la suite de l'ovariotomie par la suppression d'une action modératrice constante qui s'exercerait normalement sur le système nerveux par la sécrétion interne de l'ovaire ? Cette sécrétion étant supprimée, des troubles nerveux se produiraient qui auraient comme effet une exagération de l'excrétion phosphorée par excès de désassimilation du tissu nerveux. Nous posons simplement la question, nos expériences ne nous autorisant pas formellement à conclure.

Deuxième partie.

OPOTHÉRAPIE OVARIENNE

CHAPITRE IV

Historique.

Le terme d'opothérapie sert à désigner la méthode qui emploie comme médicaments les organes à sécrétion interne soit en nature, soit sous forme d'extraits. Les termes d'organothérapie ou d'histothérapie, également usités, ont une signification équivalente.

La nouveauté des mots n'implique cependant pas la nouveauté de l'idée. « De tout temps et dans tous les pays, la tradition populaire semble avoir accepté cette notion simpliste de la transmission par l'ingestion d'un organe des propriétés ou vertus attachés à celle-ci. » (A. Mossé). Les sauvages, par exemple, qui après avoir tué un de leurs rivaux mangent ses yeux pour augmenter leur acuité visuelle, ou boivent son sang pour se donner du courage, ne font-ils pas, sans le savoir, de l'opothérapie ? Les Égyptiens, qui combattaient l'impuissance par l'ingestion de pénis d'âne, les Grecs et les Romains, qui dans le même but avaient recours à l'ingestion de testicules, ne faisaient-ils pas encore de l'opothérapie? La pharmacopée de Lemery, publiée à la fin du dix-septième siècle, ne nous montre-t-elle pas le rôle important que jouaient à ce moment en France, les préparations organiques ?

Ce qui distingue l'opothérapie actuelle, c'est qu'elle cherche à se dégager de l'empirisme et des préjugés, qui servaient autrefois seuls de guides dans le choix des organes pour prendre comme base la physiologie ou la clinique. Aussi, dans ces conditions, s'est-elle transformée au point de devenir méconnaissable.

S'il est difficile de préciser l'origine de l'opothérapie d'une façon générale, il est au contraire aisé de marquer le point de départ de l'opothérapie ovarienne. Ce point de départ est la communication déjà signalée de Brown-Sequard à la Société de Biologie (juin 1889).

Cette communication fut suivie de près par la publication d'un travail de M. Villeneuve [1], qui rapporta les heureux résultats obtenus dans trois cas différents traités par des injections de liquide ovarique.

Peu après, Brown-Sequard fit connaître les résultats d'observations nombreuses recueillies, en Amérique, par Mme Augusta Brown, docteur en médecine de la Faculté de Paris. Mme Brown [2], s'inspirant des idées de l'illustre professeur du Collège de France, avait traité, par l'organothérapie, un certain nombre de femmes atteintes de débilité extrême, provoquée soit par l'âge, soit par l'hystérie, soit par des lésions utérines. Chez toutes, l'injection ovarique produisit les plus heureux résultats. Mme Brown,

----

(1) Villeneuve. *Marseille médical*, août 1889.

(2) Citée par Brown-Sequard. *Archives de physiologie*, 1890. V. p. 457.

dans un cas où une malade refusait de se laisser faire des injections, obtint le même succès en appliquant le suc ovarique sur le derme, mis à nu, par un vésicatoire.

En 1893, MM. Regis[1] et Féré eurent recours aux injections de suc ovarien chez une malade qui présentait des signes de folie consécutifs à un ovario-salpingectomie. A partir de ce moment, l'opothérapie ovarienne prend pied grâce à ces quelques faits sinon dans la pratique, tout au moins dans la science médicale. Il faut cependant arriver jusqu'en 1896 pour voir paraître de plus nombreuses observations sur la question qui nous occupe.

Dans le cours de cette année-là, Chroback[2] traite les troubles consécutifs à la castration ovarique par l'ingestion de substance ovarienne, fraiche ou préparée pharmaceutiquement.

Mainzer[3] emploie la même méthode dans le traitement de la ménopause physiologique, ainsi que dans le traitement de l'aménorrhée et de la dysménorrhée.

Richard Mond[4], assistant de Werth, à la clinique gynécologique de Kiel, imagine de faire des essais de thérapeutique ovarienne, tantôt avec la substance totale de l'ovaire, tantôt avec le précipité des follicules de Graaf, tantôt avec la substance corticale.

Jacobs[5] emploie le vin oophoriné dans le traitement de l'aménorrhée et de la dysménorrhée des chlorotiques, dans les troubles de la ménopause physiologique ou artificielle, et enfin dans certains états psychiques qui lui

(1) Régis. *Société de médecine de Bordeaux*, Juin 1893.

(2) Chroback. *Centralblat für Gynäk*, 1896, 20.

(3) Mainzer. *Münch. Med. Woch.*, 1896, 12, 23.

(4) Richard Mond. *Münch. Med. Woch*, 1896, 11.

(5) *Journal d'accouchement de Liège*, 1896. La Policlinique, 1896.

semblent relever de lésions génitales. Les résultats obtenus par cet auteur paraissent particulièrement brillants.

Le mémoire de Muret [1], à la Société de Médecine Vaudoise, s'appuie sur des cas analogues, mais cet auteur ajoute au nombre des affections susceptibles d'être traitées par cette méthode, l'ostéomalacie et le goitre exophtalmique.

En Italie, Carlo Fideli [2] emploie l'ovarine pour le traitement de la chlorose.

En France, les travaux parus à partir de 1896 ne sont ni moins nombreux, ni moins importants.

Nous citerons les mémoires ou articles de Jayle [3], de Touvenant [4], de Jouin [5], de Muselier [6], de Maurange [7], de Dalché [8], de Toulouse [9], la communication des professeurs Spillmann et Etienne [10] au congrès de Médecine 1896, les rapports de MM. Cérenville, Gilbert et Carnot, A. Mossé [11], au Congrès de Médecine de 1898, les thèses de Lissac [12],

<hr>

(1) *Revue médicale de la Suisse Romande*, 1896.

(2) *Riforma medica*, 1896.

(3) *Presse Médicale*, 1896, 38, 71.

(4) *Bulletin de la Société obstétricale et Gynécologique*, 1896, 10.

(5) *Bulletin Soc. obst. et Gynéc.*, 1896, 11.

(6) *Bulletin de Thérapeutique*, 1897.

(7) *Bulletin de Thérapeutique*, 1897.

(8) *Bulletin de Thérapeutique*, 1898.

(9) Société de Biologie, 18 février 1896. *Archives de Psychiatrie*, 1896, 3.

(10) *Loc. citat.*

(11) *De l'état actuel de l'opothérapie*. Montpellier, 1898.

(12) Thèse Paris, 1896.

Gomés [1], Bestion de Camboulas [2], de Demange [3], Thier-
celin [4], Lebreton [5], Gilbert [6].

(1) Thèse Paris, 1898.

(2) Thèse Bordeaux, 1898.

(3) Thèse Nancy, 1898.

(4) Thèse Paris, 1899.

(5) Thèse Paris, 1899.

(6) Thèse Paris, 1899. Cette dernière thèse a paru au moment où notre
travail était à peu près terminé, et nous n'avons pu, à notre grand
regret, l'avoir à temps entre nos mains.

CHAPITRE V

Préparations ovariennes. — Technique et Procédés.
Choix des animaux. — Doses. — Indications.

Les ovaires peuvent être administrés, soit crus, *en nature*, soit préparés sous forme de poudre ou d'extraits fluides.

MODE D'ADMINISTRATION : 1° *Glande fraîche*. On se procure facilement dans les abattoirs des ovaires de vache, de brebis, de jument.

Pour administrer ces ovaires crus, on peut les hacher et en faire des bols de poids variable, que l'on enveloppe ensuite dans des pains azymes (Lissac). Cette préparation doit naturellement être faite avec des glandes très fraîches provenant d'animaux en parfaite santé et exempts de toute affection contagieuse. Un procédé simple d'administration des ovaires crus est le suivant : Les organes, aussitôt après avoir été recueillis, sont débarrassés de leurs enveloppes, des ligaments, des matières grasses et du sang qui les entourent. On peut même les laver rapidement à l'eau courante ; puis s'il s'agit d'ovaires volumineux, comme ceux de la vache ou de la jument, on les sectionne en tranches fines que la malade ingère après les avoir saupoudré à son gré de sel ou de sucre. Les ovaires de brebis, qui ne pèsent pas tout à fait un gramme, peuvent être ingérés en une seule fois. Plusieurs de nos malades les ont pris de cette façon, en ville ou à l'hôpital, sans éprouver le moindre dégoût.

Doses. — Chrobak donnait à ses malades de 1 à 5 grammes d'ovaire. Mainzer a poussé cette dose jusqu'à 15 grammes et Lissac jusqu'à 20.

Pour nous, la dose moyenne doit être de 10 à 20 grammes par jour. Après les tâtonnements du début, c'est celle que nous avons souvent prescrite d'emblée. Mais comme le prouvent plusieurs de nos observations on peut dépasser de beaucoup la dose de 20 grammes sans aucun danger. D'ailleurs il n'y a pas à redouter, avec l'ovaire, les troubles parfois graves qui peuvent survenir avec les capsules surrénales ou la glande thyroïde. L'activité thérapeutique et par suite la toxité du suc ovarien est, en effet, bien moindre que celle du suc de ces glandes. A cet égard nous devons rappeler ici que, dans une communication faite devant le Congrès des Sociétés savantes [1] (Toulouse, avril 1899), M. le professeur Mossé a proposé d'établir un groupement des produits organothérapeutiques d'après l'énergie d'action des sécrétions internes sur l'organisme humain. Dans cette classification artificielle, mais très utile pour la pratique, l'ovaire vient prendre rang à côté du thymus, du pancréas, du testicule.

Inconvénients. — On a adressé à la méthode par ingestion d'organes frais quelques reproches. Le plus sérieux, c'est qu'il est parfois difficile de se procurer des ovaires frais, aussi souvent qu'on en a besoin. Nous n'avons, pour notre compte, éprouvé de ce fait aucune difficulté, grâce à la parfaite obligeance de M. Duffaut, inspecteur

---

(1) C. R. du Congrès des Sociétés savantes. Section de médecine, in *Journal Officiel*, 8 avril 1899.

vétérinaire de l'abattoir de Toulouse. Non seulement tous nos malades ont pu largement s'approvisionner d'ovaires frais, mais encore tous nos essais de préparation ont été faits avec des ovaires quotidiennement recueillis pour nous.

Ces glandes se conservent difficilement même dans la glace. Voilà un second inconvénient. Autant que possible, mieux vaut ne faire que de très petites provisions et les renouveler tous les jours ou tous les deux jours. Mais lorsque l'on ne pourra agir ainsi, on se servira avec avantage du procédé suivant, dû à M. Arnaud, interne en pharmacie, à la clinique de M. le professeur Mossé.

Placer dans un bocal de 500 c.c. 25 grammes de bicarbonate de soude et 30 grammes d'acide sulfurique. Laisser dégager l'acide carbonique et laver avec soin à l'eau distillée. Verser ensuite XV gouttes de la solution d'aldéhyde formique à 40 p. 100, en mouillant les parois du vase. On introduit alors les ovaires dans ce récipient. Ils peuvent s'y conserver pendant plusieurs jours.

On accuse également les ovaires donnés en nature de provoquer une réelle répugnance chez certains malades. Il est facile d'éviter ce dégoût en procédant comme nous l'avons indiqué plus haut.

Un autre inconvénient sérieux résulterait de la possibilité de la contagion par des ovaires provenant de vaches tuberculeuses. À vrai dire, la localisation tuberculeuse semble rare sur l'ovaire, chez l'animal. On n'en doit pas moins être assuré que les animaux sur lesquels ces glandes ont été prises sont exempts de toute tare. Le même risque sera beaucoup moins à craindre, par l'ingestion d'ovaires provenant d'animaux autres que la vache.

II. PRODUITS OBTENUS PAR DESSICCATION. — *Glande sèche, en poudre.* — Cette poudre est désignée par un abus de langage sous les noms d'ovarine, ovaréine, oophorine, ovigénine, ovairine, etc. Comme M. le professeur Mossé[1] l'a fait remarquer, il y a déjà plusieurs années, cette terminaison en *ine*, employée pour les diverses préparations organothérapiques, laisse supposer que ces produits contiennent un principe défini ou le ferment spécifique des sécrétions internes, alors que la composition de préparations portant le même nom peut différer sensiblement des unes aux autres. Bien que l'usage de ces appellations ait prévalu et que nous soyons amené par la suite à nous en servir quelquefois pour la rapidité du langage, il nous a paru plus correct, dans les formules que nous donnons, d'employer l'expression : *poudre d'ovaires*.

Préparation. — On recueille les ovaires dans des flacons stérilisés. On les débarrasse des enveloppes et de la graisse qui les entourent, on les coupe en tranches fines ou bien on les réduit en pulpe[1].

On porte alors à l'étuve à 40°, et vingt-quatre heures plus tard on obtient un produit facilement pulvérisable, qui ne représente plus que 22 p. 100 du poids d'ovaires qu'on a introduit dans l'étuve. La dessiccation fait donc perdre aux ovaires 78 % de leur poids. Cette proportion est restée constante dans les divers essais que nous avons faits avec M. Arnaud. Ainsi :

Le 25 novembre, 25 ovaires de brebis pesant ensemble 37gr,20, ont donné 8gr,10 de poudre.

(1) A. Mossé. La médication séquardienne. (*Midi médical*, janvier 1891) Rapport au IVe Congrès de médecine. Montpellier, 1898.

(1) On peut additionner à ce moment les organes de substances antiseptiques destinées à empêcher ou tout au moins à retarder les fermentations. Gilbert et Carnot recommandent, dans ce but, de verser sur eux quelques gouttes d'acide chlorhydrique, que l'on neutralise ensuite par l'addition de quelques grammes de chlorure de sodium. Avec M. Arnaud, nous avons dans un même but songé à immerger, pendant un temps déterminé, ces glandes dans une solution de formol à 1 %.

Le 1er décembre, 4 ovaires de vache pesant ensemble 39gr,20, ont donné 8gr,70 de poudre.

Le 5 décembre, 4 ovaires de vache pesant 39gr,60, ont donné 8gr60.

Le 6 décembre, 4 ovaires de vache pesant ensemble 39gr,75, ont donné 8gr,80.

Les 12 ovaires de vache pesant 118 grammes, à l'état frais, n'ont donc fourni ensemble que 26gr,10 de poudre ; c'est-à-dire, qu'après la dessication, ce poids s'est trouvé réduit de 78 %.

Pour ramener la masse au poids primitif, on ajoute à la poudre desséchée 78 % d'un mélange de bicarbonate de soude et de sucre de lait. De cette façon, chaque gramme de la masse correspond à un gramme de glande fraîche.

La poudre d'ovaire, ainsi préparée, peut être administrée en cachets, capsules. La formule suivante, d'une exécution facile, permet de faire des pilules de 50 centigrammes chacune.

Poudre d'ovaires............. 0,125
Poudre de guimauve......... 0,10
Sirop simple, } P. E.
Glycérine.   } Q. S.   pour consistance pilulaire.

1 pilule contenant 0,50 de glande fraîche.

Doses. — La poudre d'ovaire a été le plus souvent prescrite par petites doses. Spillman et Etienne, seuls, n'ont pas craint de donner de 5 à 6 grammes par jour d'ovarine de Merck à leurs chlorotiques.

Dans les capsules, ovules, tablettes, etc., d'ovarine du commerce, la richesse en substance active varie suivant la marque de fabrique. Il est donc utile de connaître le rapport en poids qui existe entre ces divers produits et la glande qui a servi à les préparer. De plus il est bon de tâter la susceptibilité individuelle de chaque sujet, et de ne donner au début que des doses légères que l'on augmentera progressivement. En procédant ainsi, nous avons pu faire prendre à nos malades pendant plusieurs jours consécutifs 6 à 7 grammes de poudre récemment préparée (représentant de 25 à 30 grammes d'organe en nature) sans que nous ayons eu le moindre accident à nous reprocher.

Inconvénients. — On n'a pas plus à redouter, avec les poudres d'ovaires qu'avec les organes frais de graves dangers. Spillman et Étienne, cependant, ont noté chez quelques-unes de leurs malades des phénomènes d'intolérance, des coliques et des vomissements, à la suite de l'ingestion d'ovarine de Merck aux doses mentionnées plus haut. Avec des doses égales ou même supérieures, nous n'avons rien noté de pareil.

Un des inconvénients sérieux de cette poudre est la facilité avec laquelle elle s'altère ; elle contient alors des ptomaïnes toxiques, des bactéries et des micro-organismes pathogènes, dont la présence peut déterminer des accidents sérieux.

Toutefois, à cause de la facilité avec laquelle elle s'administre (cachets, capsules, pilules, tablettes), la poudre d'ovaire obtenue par dessiccation est d'un usage courant.

2° Poudre d'ovaires préparée avec les corps jaunes. — Cette préparation est des plus simples à effectuer. Après avoir pesé exactement la quantité d'ovaires employés, on sépare avec soin les corps jaunes de l'organe ; on les pèse à leur tour, puis on procède comme il a été indiqué pour la fabrication de la poudre ordinaire.

La dessiccation à l'étuve fait subir aux corps jaunes une perte de 78 p. 100.

Une très petite quantité de poudre de corps jaune équivaut donc à un poids assez fort de glande fraîche.

III. Extraits fluides ou sucs ovariens. — L'extrait

fluide le plus communément employé est l'extrait glycériné préparé d'après la méthode générale de Brown-Séquard.

On hache les ovaires après pesée, on les réduit à l'état
de pulpe. Celle-ci est placée dans un flacon stérilisé contenant un poids donné (2 à 3 fois le poids du tissu) de glycérine neutre. On laisse macérer pendant 24 à 48 heures,
puis on filtre à la bougie Chamberland sous pression de
plusieurs atmosphères. Au liquide recueilli dans des vases
aseptiques, on ajoute, en général, une substance antisep-
tique, dans le but d'assurer le plus longtemps possible
sa conservation (*formol* ou *acide phénique*, etc.).
L'extrait fluide ainsi obtenu peut être administré par la
voie hypodermique, ou par la voie gastrique ; dans ce
dernier cas on lui donne comme véhicule le lait, le vin, ou
bien une potion au rhum ou un sirop. Il peut également
être administré par voie rectale.

Le suc ovarien est, en général, titré au $^1/_{10}^{me}$.

IV. Peptonisation des ovaires. — La peptonisation a
été recommandée à peu de temps d'intervalle comme
méthode générale de préparation des produits opothéra-
piques par Denaeyer au Congrès international de pharmacie (Bruxelles, août 1897) et G. Maurange, à la Société de
thérapeutique de Paris (novembre 1897). D'après ces
auteurs, les organes ainsi préparés seraient moins facilement altérables et beaucoup plus assimilables. On peut
encore suivre le procédé indiqué par M. Arnaud, pour la
préparation d'ovaires peptonisés :

Prendre 125 grammes d'ovaires que l'on mettra à macérer pendant 36 heures, à 50°, dans 600 grammes d'eau
additionnée de 4 grammes d'acide chlorhydrique et de
5 grammes de pepsine amylacée du Codex (titre 20).
Laisser refroidir, filtrer, et mettre le liquide à évaporer
dans l'étuve chauffée à 50°. Au bout de quelques heures,

on obtiendra 30 à 35 grammes d'un liquide sirupeux jaune doré, limpide, que nous proposons d'appeler : *extrait fluide d'ovaires peptonisés*. Celui-ci, évaporé à siccité, laisse en résidu 12 à 15 grammes d'une poudre blanche qui est *l'extrait sec d'ovaires peptonisés*. Comme on le voit, 0,25 centigr. du premier extrait ou 0,10 centigr. du second représentent environ un gramme de glande fraîche.

L'extrait sec, additionné de 90 p. 100 d'un mélange de bicarbonate de soude et de sucre de lait, fournit une poudre pouvant être prescrite en cachets et correspondant sensiblement à son poids de glande fraîche.

L'extrait fluide peut être ingéré par les voies supérieures ou administré par voie rectale. Dans ce dernier cas, la formule suivante nous paraît recommandable :

Extrait fluide d'ovaires peptonisés.....	5 gr.
Jaune d'œuf..........................	No 1
Lait ou eau	150 gr.
M.S.A. pour un lavement.	

V. CHOIX DES ANIMAUX. — Les animaux auxquels on emprunte les ovaires dans un but thérapeutique doivent être en parfaite santé, exempts de toute affection contagieuse et dans la période de pleine activité sexuelle.

Race bovine. — Les ovaires de vache qui pèsent environ 10 grammes chacun peuvent être employés en nature ou préparés ; ils sont d'un emploi commode, mais il faut être certain que les animaux qui les ont fournis étaient complètement *exempts de lésions tuberculeuses.*

Race ovine. — Aucun risque de contagion tuberculeuse n'est à craindre avec les ovaires de brebis. Ils méritent donc la préférence. Mais ils sont peu volumineux (poids moyen d'un ovaire de brebis 0 gr. 90); dans bien des endroits il sera difficile de s'en procurer un nombre suffisant.

Race porcine. — Quelques auteurs ont recommandé les ovaires de truie ; ceux-ci pèsent en moyenne 3 à 4 grammes, ne font courir aucun risque de contagion, et sont généralement très riches en corps jaunes. Avantage précieux si on admet, avec Prenant, Sobotta, Belloy, etc., que le principe actif de ces glandes réside dans les corps jaunes. Malheureusement, il est très difficile de se procurer des ovaires de truie, puisque ces animaux sont châtrés dans les campagnes à partir du moment où on les destine à l'alimentation. Les rares truies qui arrivent avec leurs ovaires à l'abattoir sont généralement âgées et destinées à fournir une charcuterie de qualité inférieure.

Équidés. — On pourrait également recourir aux ovaires de jument ou d'ânesse, dont le poids moyen est de 5 à 6 grammes. Mais, ces ovaires sont le plus souvent fibreux ou kystiques, ce qui est de nature à faire rejeter leur emploi.

L'opothérapie ovarienne a été employée contre les affections les plus diverses. Nous étudierons seulement la thérapeutique ovarienne dans les cas suivants :

A. { I. Troubles de la ménopause naturelle ou artificielle.
    { II. Aménorrhée et dysménorrhée en dehors de toute lésion
    {   génitale définie.

B. { III. Chlorose.
    { IV. Goitre exophtalmique.

C. { V. Ostéomalacie.

A. — Opothérapie directe.

CHAPITRE VI

Troubles de la Ménopause.

§ 1. — Ménopause physiologique.

La ménopause est la cessation définitive de l'écoulement menstruel. Elle est physiologique, prématurée ou artificielle.

La ménopause s'accompagne en général de quelques troubles. On a singulièrement exagéré leur importance et leur gravité en donnant à cette période de la vie de la femme le nom d'*âge critique*. Le plus souvent ces troubles se réduisent à quelques bouffées congestives et à l'augmentation de la nervosité. En même temps se produisent certaines modifications physiologiques. La voix de la femme devient plus grave ; les formes changent ; le système musculaire se développe, tandis que les seins s'affaissent, que les tissus s'épaississent et se chargent de graisse.

Dans quelques cas, les troubles peuvent être plus accentués. Les phénomènes congestifs ne se traduisent plus par de simples vapeurs mais par des bouffées de chaleur incessantes et insupportables, par de la paresse intellectuelle, des bourdonnements d'oreilles, de l'excitation psychique. Il n'est pas rare dans ces conditions de voir se produire sur les téguments des éruptions acnéiques ou eczémateuses. La tachycardie de la ménopause est chose assez commune ; elle est caractérisée par l'accélération du pouls qui peut battre de cent vingt à cent trente fois par minute, par des accès de palpitations souvent nocturnes, avec sensations dyspnéiques ou angineuses (Huchard).

Parfois enfin, les manifestations morbides qui accompagnent la ménopause peuvent atteindre un certain degré de gravité. Le goitre exophtalmique peut apparaître avec tout son cortège symptomatique. Les troubles psychiques peuvent aller jusqu'à la folie.

Jusque dans ces derniers temps, le traitement des troubles comprenait l'usage des douches, des toniques : fer, quinquina, arsenic ; de l'iodure de potassium et du régime lacté quand il existait des signes évidents d'hypertension artérielle. Mais à l'heure actuelle, nombre de médecins tendent à combattre ces accidents par l'opothérapie ovarienne.

Les notions que nous avons acquises dans la première partie de notre thèse montrent que cette tendance est rationnelle. Les troubles de la ménopause ne tiennent pas en effet uniquement à la perturbation de l'équilibre circulatoire par la suppression du flux hémorragique cataménial ; ils semblent résulter de la déficience d'une sécrétion utile à l'équilibre hygide. Théoriquement, cette pathogénie incite le médecin à rendre à l'organisme cette sécrétion interne sur le point de se tarir, d'où l'utilité de l'opothérapie ovarienne. Mais il appartient à la clinique de se prononcer en dernier ressort sur la valeur de ces déductions physiologiques, de nous apprendre si elles sont toujours également fondées ou si l'opothérapie ovarienne, comme il parait probable, est susceptible de réussir mieux et plus souvent dans certaines conditions spéciales.

Quoi qu'il en soit, l'opothérapie ovarienne semble avoir

« fait merveille » dans nombre de cas publiés par Muret, Mond, Mainzer, Landau, Jacobs, etc... Nous apportons pour notre compte deux nouvelles observations de l'emploi de l'ovariothérapie contre les troubles de l'âge critique. Nous avons recueilli la première à l'Hôtel-Dieu, l'autre nous a été directement communiquée par M. Mossé. Dans chacun de ces cas, le résultat obtenu a été très satisfaisant.

OBSERVATION I (Personnelle)

TROUBLES CONSÉCUTIFS A LA MÉNOPAUSE. — OVARINE ET OVAIRES FRAIS EN NATURE. — SUPÉRIORITÉ DE LA GLANDE FRAICHE. — AMÉLIORATION MANIFESTE ET RAPIDE. — GUÉRISON.

Madame D... (Marie), 58 ans, Saint-Martin du Touch, près de Toulouse.

Antécédents personnels. — Réglée à 16 ans ; menstruation régulière et indolore jusqu'à 48 ans. A partir de cet âge, les époques menstruelles s'espacent, mais la ménopause définitive ne survient que sept ans plus tard, à 55 ans.

Cette ménopause s'accompagne des troubles suivants : Bouffées de chaleur (15 à 20 dans les 24 heures) accompagnées d'étourdissements, d'obnubilation de la vue, de sensation de brûlure sur tout le corps, et de congestion de la face.

Le sommeil est troublé par des cauchemars ; la céphalalgie est continuelle ; la malade est devenue triste et inquiète. Manifestations cutanées, eczéma mentonnier et inter-sourcilier.

Se présente à la consultation de la Clinique médicale, à l'Hôtel-Dieu, le *20 novembre 1898.* Madame D... se plaint encore, à ce moment, des troubles notés plus haut, mais déjà légèrement atténués par un traitement à l'iodure de potassium et le régime lacté, prescrits en août et septembre par M. le Professeur agrégé Rispal, suppléant M. le professeur Mossé.

Femme vigoureuse, sans tare organique. Force musculaire[1], conservée, poids 65 kilos ;

Traitement : 3 *capsules* d'ovarine[2] par jour dosée à *0,20 cent.* d'ovaire frais de brebis.

28 novembre. — Même état. La dose est élevée à *5 capsules* par jour.

2 décembre. — Même état. Les bouffées de chaleur sont cependant moins fortes. *8 capsules* par jour.

6 décembre. — Cette dose est très bien supportée, mais pas d'amélioration accentuée. Nous ordonnons *10 capsules.*

10 décembre. — Les « bouffées de chaleur et suffocations » sont enfin devenues moins nombreuses et moins fortes. Madame D... n'en a plus qu'une douzaine par jour ; mais, circonstance importante à noter, l'amélioration résulte, non seulement de la diminution du nombre, mais surtout de la diminution d'intensité de ces suffocations. Elles *ne sont plus, nous dit la malade, que le quart de ce qu'elles étaient.*

Le traitement prescrit n'a jusqu'ici occasionné aucun trouble.

La seule particularité à noter serait, d'après Mme D..., une légère pesanteur dans l'abdomen. Poids sans variation à 65 k. Nous prescrivons *12 capsules.*

14 décembre. — Pas de nouvelles modifications. Nous portons la dose à *14 capsules.*

18 décembre. — Toujours même état. A cause de la dépense qu'entraîne l'emploi de ces capsules dont nous sommes obligé de maintenir la dose à un taux assez élevé, nous conseillons à la malade d'ingérer tous les jours un ovaire de vache. Grâce à l'obligeance de M. Duffaut, Mme D..., peut s'approvisionner régulièrement, à l'abattoir, du médicament prescrit. Un ovaire de vache pèse en moyenne 10 grammes. C'était donc

(1) Chez cette malade, comme chez plusieurs autres femmes soumises au traitement ovariothérapique, nous avons enregistré la fatigue musculaire, au moyen de l'ergographe de Mosso. Nous n'avons observé dans nos différents tracés aucune différence notable.

(2) Ovarine Viger.

une augmentation de dose en même temps que la substitution de la glande fraîche à la glande desséchée, qui se trouvait prescrite à partir de ce jour. Par prudence et en raison de cette circonstance que Mᵐᵉ D..., habite à 6 kilomètres de Toulouse, nous lui recommandons expressément d'interrompre entièrement la médication au moindre trouble.

23 décembre. — La malade a suivi le traitement indiqué et s'en est trouvé à merveille. Dès le second jour, les bouffées de chaleur disparaissaient complètement. « Elle n'en avait plus une seule. » Elle a retrouvé le sommeil. La céphalalgie a disparu.

1ᵉʳ janvier 1899. — A la suite d'une légère bronchite, le traitement est interrompu ; les bouffées de chaleur reparaissent. Mᵐᵉ D... commence par prendre 15 capsules d'ovarine, en deux jours, mais sans effet. Spontanément alors, elle envoie chercher des ovaires de vache à l'abattoir et en absorbe un quotidiennement.

4 janvier. — Sous l'influence de la reprise du traitement, les suffocations sont de nouveau devenues très rares, et « *celles qui restent sont si légères, dit la malade, qu'on comprend qu'elles vont disparaître* ».

13 janvier. — Le traitement a été continué. Mᵐᵉ D... est en parfaite santé, elle n'a eu qu'une seule bouffée, insignifiante, en huit jours ; nous lui conseillons d'interrompre toute médication, malgré la crainte qu'elle exprime de voir reparaître ses suffocations.

Fin mars. — La guérison s'est maintenue sans traitement depuis le 13 janvier.

En résumé : Chez une malade ayant cessé d'être réglée à l'âge de 55 ans et conservant encore trois ans après cette époque divers troubles (suffocations, céphalalgie, bouffées de chaleur, efflorescences cutanées, eczéma, excitation nerveuse, insomnie) attribués à cette ménopause tardive, l'opothérapie ovarienne est restée sans effet à petite dose, a produit une amélioration à dose moyenne, a déterminé enfin la guérison avec de fortes doses. L'ingestion d'ovaires crus a été facilement acceptée et bien supportée. L'effet de la glande en nature a été nettement supérieur à l'effet produit par la poudre desséchée.

Dans l'observation précédente, nous venons de voir l'opothérapie ovarienne atténuer des accidents nerveux et cutanés, provoqués, exagérés tout au moins par la ménopause et durant trois ans. L'observation suivante nous montre d'une façon plus évidente encore l'efficacité de cette même médication, contre des accidents du même genre, chez une personne arrivant à l'époque climatérique du retour d'âge. Ici la ménopause n'était pas, comme dans notre première observation, un fait accompli au moment où l'on sollicitait l'action thérapeutique de la médication ovarienne. Il ne s'agissait encore que de la période d'amoindrissement et d'irrégularité des fonctions menstruelles, qui précède la ménopause physiologique complète. Cette raison expliquerait-elle, en partie du moins, la différence d'action dans les deux cas ? Nous serions, pour notre compte, assez disposé à le croire. Mais en opothérapie, on ne saurait oublier que la réaction, la susceptibilité individuelle à l'égard des agents médicamenteux est très variable et qu'il ne faut pas trop se hâter de conclure de la succession de deux phénomènes, à une relation de cause à effet. Toutefois, cette particularité paraît mériter d'être signalée.

Il semble *a priori* que la médication auxiliaire a d'autant plus de chance de faire sentir vite et bien ses effets salutaires, que la déficience de la sécrétion interne à laquelle il s'agit de remédier est elle-même plus récente et plus atténuée. Ce qui nous confirmerait dans cette opinion, c'est que chez une autre malade de la consultation externe, âgée de 50 ans, atteinte d'accidents nerveux divers, exacerbés depuis l'époque de la ménopause réalisée quelques années auparavant, l'ovariothérapie a complètement échoué. Chez celle-ci ; névropathe et intempérante, il se produisit d'abord une accalmie temporaire, résultat sans doute de la suggestion, mais bientôt après, les accidents se montrèrent à nouveau. Nous ne rapportons pas la relation détaillée de ce dernier fait, la malade n'ayant pu être soumise un temps suffisant à la médication ; même incomplet, ce fait constitue cependant un commencement de preuve en faveur de l'hypothèse proposée pour expliquer les degrés différents d'efficacité de la médication ovarienne dans les observations I et II.

OBSERVATION II

(Inédite, communiquée par M. le Professeur Mossé).

ACCIDENTS NERVEUX ; ECZÉMA DES LÈVRES SURVENANT A L'AGE CRITIQUE. — PERSISTANCE DES PHÉNOMÈNES MALGRÉ L'EMPLOI DES MOYENS THÉRAPEUTIQUES ORDINAIRES. — OPOTHÉRAPIE OVARIENNE (GLANDE FRAICHE). — AMÉLIORATION RAPIDE ET PERSISTANTE.

Mme X..., 48 ans, tempérament nerveux, bonne santé habituelle, a été sujette, il y a quelques années, à des poussées fréquentes d'urticaire améliorées d'abord par le régime diététique et une première saison à Vichy, puis guéries après une nouvelle cure alcaline faite l'année suivante dans cette station.

Le 20 janvier, après une période de malaises vagues qui duraient depuis un mois ou deux, Mme X... vient nous consulter.

Elle se plaint à ce moment de fatigue générale, de courbature, d'énervement facile ; elle est surtout préoccupée par une éruption de nature eczémateuse développée depuis quelques jours au niveau de la commissure labiale et menaçant d'occuper progressivement les bords de l'orifice buccal. Quelques vésicules et boutons d'acné sur le haut de la poitrine et les épaules.

Février. — Sous l'influence d'un traitement général local, l'éruption thoracique s'atténue et tend à disparaître en quelques jours. Mais l'eczéma labial cède moins facilement. Enrayé dans sa marche envahissante, il se cantonne au niveau des commissures, plus spécialement à gauche, marqué seulement par de petites vésicules qui se dessèchent et donnent naissance à des pellicules blanc-jaunâtre. Cet état reste à peu près stationnaire, pendant tout le mois, avec légère tendance à l'amélioration.

Mars. — Dans les premiers jours du mois de mars, nouvelle poussée aiguë de la dermatose; elle est combattue par les moyens ordinaires, mais elle se montre rebelle.

22 mars. — Nouvelle poussée plus forte et plus généralisée; elle occupe les lèvres, le menton, les joues qui sont rouges, tendues, douloureuses, laissant apercevoir de nombreux petits boutons « entre peau et chair ». Purgatif salin; cataplasmes, repos. Eau de Royat (Saint-Mart), comme eau de boisson; alimentation légère, lait.

25 mars. — Tension de la peau et tuméfaction de la face diminuées; croûtes des deux côtés des lèvres; tristesse et préoccupation marquées; découragement. Mme X..., est à l'époque de ses règles. Depuis près de deux ans, quoique la menstruation se fasse régulièrement, l'écoulement est très pauvre; cette fois, il est encore moins abondant que d'habitude, « autant dire rien » et ne dure même pas vingt-quatre heures.

Cette constatation actuelle, le fait que la poussée du mois de janvier coïncidait aussi avec la période menstruelle conduisent à penser que les accidents auxquels nous assistons pourraient bien être rapprochés des troubles nerveux et cutanés de la ménopause. Cette hypothèse qui, naturellement, s'est déjà présentée à l'esprit de la malade et de son entourage, nous semble assez plausible, puisqu'il s'agit ici d'un organisme prédisposé et touchant à l'époque du retour d'âge.

Guidé par cette idée théorique, nous proposons à Mme X... de joindre aux prescriptions du traitement déjà institué l'ingestion d'ovaires de brebis, crus et provenant d'animaux récemment abattus. Cette proposition favorablement accueillie est mise en pratique le jour même. Une première dose de 20 grammes environ, qui devait être prise en deux fois, est ingérée, par erreur, en une seule fois vers quatre heures de l'après-midi. La médication ne détermine ni dégoût au moment de l'ingestion, ni fatigue d'estomac.

26 mars. — Mieux très sensible. Nuit bonne ; ce matin au réveil, moins de gonflement, moins de tension, moins de pellicules. La surexcitation nerveuse est tombée. Mme X... est très satisfaite de son nouveau traitement ; au découragement commence à faire place l'espérance. Même prescription.

Dans la soirée, l'écoulement menstruel suspendu depuis vingt-quatre heures reparaît, peu marqué et pendant quelques heures seulement. « Cela ne se produit jamais, une fois fini, c'était bien terminé », nous dit Mme X..., toute disposée à voir là un heureux effet de la médication.

27 mars. — L'amélioration générale et locale s'affirme. Les lèvres sont en meilleur état. Le courage revient.

28 mars. — Amélioration persistante. Mme X... est autorisée à sortir.

29 mars. — La poussée aiguë est actuellement terminée, autour des lèvres quelques croûtes eczémateuses persistent, elles tombent et se reproduisent. Même prescription.

Avril. — Le traitement par l'ingestion d'ovaires frais, à la dose quotidienne de 15 à 20 grammes, est continué jusqu'au 20 avril. Hygiène alimentaire toujours surveillée de très près.

Pendant cette période, modification très heureuse de l'eczéma, bientôt réduit à des proportions insignifiantes ; affermissement progressif de l'état moral qui devient très satisfaisant, chose d'autant plus à remarquer que pendant la première semaine d'avril, M. X... est frappée d'influenza et qu'elle subit pendant plusieurs jours la dépression neurasthénique habituelle à la suite de cette maladie infectieuse.

Les règles, arrivées à l'époque attendue (24 avril), ont duré quatre jours. L'hémorrhagie, plus marquée qu'au mois de mars, a repris l'allure qu'elle affecte depuis deux ans.

Mai. — Par précaution et par reconnaissance, Mme X... continue le traitement ovarien par séries de quelques jours. Les lèvres sont complètement détergées; de temps en temps quelques petites croûtes se montrent encore. L'état général est excellent. L'entrain et la gaîté ont reparu. D'après l'entourage de Mme X..., il y a longtemps qu'elle n'a été aussi bien.

Les règles ont légèrement avancé. La perte de sang plus abondante qu'elle n'a été depuis deux ans, diffère peu ce mois-ci de ce qu'elle était pendant la période de menstruation normale.

Juin. — Continuation de l'amélioration acquise. Les règles ont encore avancé de 6 jours. Pendant cette période, Madame X..., obligée de se surmener et ne pouvant se procurer des ovaires frais, a fait usage de capsules d'ovarine[1]. L'écoulement menstruel a été moins marqué que le mois précédent. Quelques boutons autour des lèvres, menace de suppuration, mais ce n'est qu'une alerte bientôt dissipée.

En résumé, l'opothérapie ovarienne, dans ce cas, paraît avoir exercé une influence souveraine. Comme elle a été associée d'abord à la médication dirigée contre la dermatose, puis à la médication tonique indiquée par la neurasthénie post-grippale, on peut se demander si son action a été réellement aussi efficace qu'il semble à première vue et si les médications classiques ne peuvent réclamer une part du succès? On pourrait objecter encore que la malade désirant vivement guérir et frappée par l'amélioration évidente obtenue dès le début, s'est bientôt suggestionnée et a retiré le bénéfice de son auto-suggestion.

[1] Ovarine Bouty.

Ces objections, nous nous les sommes posées en présence d'une amélioration plus rapide, plus manifeste, plus soutenue que nous n'osions l'espérer, car l'eczéma des lèvres est, on le sait, très tenace. La thérapeutique classique prescrite depuis deux mois n'avait donné que de maigres résultats. Seule ou associée aux moyens ordinaires, l'opothérapie ovarienne a eu d'excellents effets[1]. Peut-être en dehors de la susceptibilité individuelle du sujet faut-il attribuer ici l'efficacité de cette médication à la période dans laquelle elle a été mise en œuvre : la ménopause était imminente, elle n'était pas encore réalisée. La sécrétion interne de l'ovaire insuffisante ou perturbée n'avait sans doute besoin que d'être stimulée ou soutenue par un renfort. L'ingestion de glandes fraîches a comblé la déficience dont souffrait l'organisme et amené la guérison.

§ II. — Ménopause prématurée.

La cessation définitive de la menstruation peut se produire chez des femmes jeunes qui paraissent bien conformées. Cette anomalie, survenant bien entendu en dehors de toute intervention chirurgicale, n'est pas très rare.

Chaque praticien a eu l'occasion de rencontrer un ou plusieurs exemples de femmes ayant cessé d'être réglées à partir de 28 ans, 30 ans, 35 ans, etc. La cause essentielle de cette ménopause prématurée, c'est-à-dire la cause anatomique ou physiologique, peut échapper complètement

(1) Saalfeld (Beitrag zur Oophorin behandlung. *Berl. Klin. Woch* 1898) a fait usage de la médication ovarienne dans certaines dermatoses chez la femme. Il a obtenu de bons résultats dans quelques cas d'eczéma, apparaissant par poussées à l'époque menstruelle. Il a traité de la même façon l'acné et les comédons que l'on voit parfois chez les chlorotiques.

à nos investigations. Souvent on ne connait que la circonstance à la suite de laquelle elle s'est produite ; c'est parfois une émotion vive, survenant pendant le cours des règles, parfois une affection aiguë; mais dans bien des cas, cette circonstance reste ignorée. La ménopause précoce peut s'accompagner des mêmes troubles que la ménopause physiologique normale et, comme celle-ci, bénéficier de l'opothérapie ovarienne. L'observation suivante en fournira le témoignage.

OBSERVATION III (Personnelle).

MÉNOPAUSE A **28** ANS. TROUBLES NERVEUX ET CONGESTIFS PERSISTANTS. — TRAITEMENT PAR LA POUDRE D'OVAIRES DE VACHE.

B... (Marie), 43 ans (salle Saint-Joseph, n° 5, Clinique de M. le Professeur Mossé, à l'Hôtel-Dieu).

Antécédents personnels. — Convulsions dans l'enfance, fièvre typhoïde à 10 ans.

Précocement réglée (à 10 ans). La menstruation n'offre aucune anomalie jusqu'à l'âge de 28 ans. A partir de cette époque, B... cesse d'être réglée, à la suite d'une vive émotion éprouvée au cours d'une période menstruelle. Depuis lors, c'est-à-dire depuis quinze ans, elle est sujette à des attaques nerveuses qui se produisent brusquement et sans aucune périodicité. Au moment où surviennent ces attaques, elle tombe, se blesse parfois dans sa chute, puis se relève aussitôt, sans s'être mordu la langue, sans avoir écumé.

Depuis ce moment aussi, elle est sujette à des insomnies, à des bouffées de chaleur qui ne sont pas très fréquentes (deux ou trois dans les vingt-quatre heures), mais qui ont une longue durée : dix minutes, un quart d'heure. Enfin elle appelle l'attention sur un symptôme presque permanent, les fourmillements dans les mollets.

Habitus extérieur. — Femme anémiée, amaigrie ; ces derniers signes peuvent être dus à la misère, car elle ne présente aucune lésion organique apparente.

Organes génitaux. — Utérus remonté, atrophié, presque infantile, mobile dans tous les sens. Col scléreux, orifice externe très effacé, peu perméable. Le toucher ne provoque aucune douleur.

Le cou et les seins sont peu développés. Le bassin est normal.

Du *24 décembre 1898 au 2 janvier 1899*, B.. est soumise au traitement ovarien au moyen de la poudre sèche d'ovaires de vache, préparée d'après le procédé détaillé page 55 ; et la dose initiale, 1gr,25, fut augmentée progressivement chaque jour de 0gr,25 centigr. Rappelons pour mémoire, que la poudre dont nous nous servons représente quatre fois son poids de glande fraîche.

Le *2 janvier*, la malade, tenant à sortir à cause des fêtes du premier de l'an, demande définitivement son exeat.

Dans l'espace de huit jours, elle avait pris 10 grammes 25 de poudre desséchée (ce qui représente environ 74 grammes de glande fraîche).

La médication a été très bien supportée. Cependant, à différentes reprises, B... s'est plaint de quelques coliques et d'aigreurs d'estomac.

Les bouffées de chaleur n'ont pas été atténuées par le traitement. Elles ont été aussi fortes et aussi nombreuses. Au point de vue des attaques, la médication ne paraît pas non plus avoir eu d'influence.

En résumé, chez cette malade, névropathe de longue date, chez laquelle l'utérus était atrophié et la ménopause complète depuis plus de quinze ans ; chez laquelle l'ovaire avait très probablement subi une régression analogue, huit jours de traitement ovarien, sous forme de glande desséchée, ont été insuffisants à modifier cet état pathologique ; il était naturel de le prévoir. Un traitement prolongé à doses progressivement croissantes, avec substitution de la glande fraîche à la poudre sèche, eût-il amené un résultat favorable? Nous n'osons nous prononcer. Nous regrettons (quoique les cas de ce genre nous paraissent avoir de grandes chances de rester réfractaires aux procédés usuels de l'opothérapie) que les circonstances ne nous aient pas permis de prolonger et de varier le traitement comme chez la malade de l'observation I. Peut-être aurait-on réussi à calmer l'excitation nerveuse. Mais *a priori*, dans des cas analogues à celui-ci, c'est-à-dire quand les organes ont subi une régression manifeste, nous sommes porté à penser, avec M. le professeur Mossé, que si quelque amélioration réelle et persistante doit être produite par l'ovariothérapie, seule une greffe ovarienne faite avec succès aurait chance d'amener cette amélioration.

§ III. — Ménopause artificielle

Les troubles de la ménopause chirurgicale paraissent assez nombreux et assez graves pour que Chroback ait pu dire avec apparence de raison : « qu'ils lui avaient gâté toute la joie de ses succès opératoires, et l'avaient amené à constater qu'après les opérations qui paraissaient les mieux réussies l'état de la femme était plus mauvais qu'avant l'opération. »

Des travaux intéressants et nombreux sont venus depuis longtemps nous éclairer sur leur nature. D'une façon générale, ils sont constitués par des bouffées de chaleur jointes à un état neurasthénique plus ou moins grave et dont les signes les plus ordinaires sont la lassitude neuro-musculaire, la céphalalgie, l'insomnie, l'irritabilité du caractère, la mélancolie, l'anorexie, la dyspepsie. Cet état n'est en somme que « l'exagération poussée jusqu'à l'insupportable des symptômes observés pendant la ménopause physiologique » (Chroback) [1].

(1) Chroback. *Loc. cit.*

Leur fréquence est très grande. Jayle[1], qui a eu l'occasion de voir une centaine d'ovariotomisées, admet qu'ils sont la règle. Abel Martin affirme également qu'on peut les constater dans tous les cas d'ablation bilatérale des annexes.

Leur intensité est variable. Très légers chez certaines femmes, ils sont chez d'autres assez accentués pour leur rendre la vie insupportable et les pousser au suicide ou les jeter à la folie. Ces derniers cas sont évidemment rares et on peut les expliquer parfois en fouillant les antécédents héréditaires ou personnels des malades.

L'âge semble jouer un certain rôle dans la production et le caractère de cette perturbation. Chroback pense que les femmes supportent d'autant plus mal la castration qu'elles sont opérées plus jeunes. Ce sont surtout chez celles-ci que l'on peut observer les troubles psychiques, tandis que les phénomènes congestifs dominent chez celles qui sont opérées au voisinage de la ménopause. Il est du reste assez probable qu'à mesure que les opérées vieillissent, leurs troubles deviennent plus légers et arrivent même à disparaître lorsqu'elles ont dépassé l'âge de la ménopause physiologique.

Chroback admet que les troubles sont plus marqués chez les femmes qui ont subi la castration utéro-ovarienne que chez celles qui ont subi l'ovariotomie simple. Ce n'est d'ailleurs pas l'opinion de Jacobs qui estime que la persistance et l'intensité des symptômes de ménopause est plus forte chez les femmes qui possèdent encore l'organe utérin après ablation des annexes, que chez celles qui ont subi la castration totale.

La conclusion très nette qui se dégage de ces lignes est « qu'il faut autant que possible se contenter d'opérations partielles, enlever les trompes en conservant les ovaires,

(1) Jayle. *Presse Médicale*, 1900, 20. *Revue de Gynécologie*, 1898.

laisser les ovaires quand on enlève l'utérus ». (Labadie-Lagrave et Legueu)[1].

Traitement. — Les moyens thérapeutiques dont disposait le médecin en présence de ces troubles étaient peu nombreux et incertains. La suggestion, les douches, les bains, le bromure de potassium et la saignée constituaient toutes ses ressources. L'introduction dans la pratique de l'opothérapie ovarienne a été particulièrement précieuse dans le cas actuel. La statistique de Jacobs[2] en est la meilleure preuve. Sur 244 femmes ayant subi des mutilations plus ou moins graves des organes génitaux, cet auteur a obtenu, par l'emploi du vin oophoriné, les résultats suivants : 19 insuccès, 61 améliorations, 48 guérisons passagères et 116 guérisons définitives.

Nous avons eu, depuis que notre travail est à l'étude, l'occasion de voir deux femmes ayant subi la castration ovarique. L'une, tuberculeuse au dernier degré, couchée au n° 19, de la salle Saint-Joseph (Clinique du professeur Mossé), avait subi quelques mois auparavant l'hystérectomie vaginale complète ; les troubles habituels après cette opération étaient, s'il y en avait, absolument voilés par les symptômes de la maladie qui l'avaient ramenée à l'hôpital. L'autre également tuberculeuse (salle Saint-Joseph, n° 5.) avait subi la castration depuis plusieurs années. Les troubles qui avaient été très marqués dans les premiers temps n'étaient plus appréciables à l'heure où nous l'avons vue. Aussi, pour remédier à l'insuffisance de documents personnels, donnons-nous, dans les tableaux suivants, les observations résumées de tous les cas publiés que nous avons pu recueillir.

(1) Labadie-Lagrave et Legueu. *Traité médico-chirurgical de Gynécologie.*

(2) Jacobs. IVe Congrès de la Société Belge de Chirurgie , Gand, juin 1898.

Troubles de la Ménopause artificielle et médication ovarienne

N°	AUTEURS	OBSERVATIONS RÉSUMÉES	TRAITEMENT ET RÉSULTATS
1	**Regis** *Société de Médecine et de Chirurgie de Bordeaux* (Juin 1893)	Femme de 35 ans, ayant subi en 1892, l'ablation totale des trompes et des ovaires. Après l'opération, surviennent des troubles psychiques qui se présentent d'abord avec les allures d'un délire toxique caractérisé par des hallucinations de la vue de nature terrifiante. Dans la suite, le trouble mental se modifie et on note de la confusion d'esprit, avec torpeur intellectuelle et physique, idées mélancoliques et hallucination.	Injections sous-cutanées de suc ovarien préparé par le professeur Ferré. Les injections sont commencées le 5 avril et continuées journellement sans interruption jusqu'au 27 mai. Les injections sont faites dans la région du dos, à des doses variant entre 1/2 cent. cube et 2 c. c. et 1/2 d'une solution au 1/10. Sous l'influence de ce traitement, *amélioration nette, rapide* de la malade qui put reprendre pendant un certain temps les occupations qu'elle avait été obligée d'abandonner. Mais cette amélioration ne fut que transitoire et, sous l'influence de nouvelles préoccupations, la malade fut reprise par les mêmes troubles et mit volontairement fin à ses jours.
2	**Mainzer** *Deutsch. med. Woch.* 1896, 12.	Femme, 23 ans, castration double en août 94, suivie immédiatement de troubles très marqués. Échec complet de tous les traitements antérieurs.	*Ovaires de vache et de génisse, à la dose de 5 à 20 grammes par jour.* Dès le 3e jour, les bouffées de chaleur, qui surprenaient la malade de 10 à 15 fois par jour, tombent à 3 ; ces vapeurs sont devenues très légères. Au 7e et 8e jour, on substitue la viande hachée à l'ovaire, les troubles reparaissent. Amélioration dès que l'on reprend l'ovaire. Au 11e jour, viande hachée, toujours à l'insu de la malade. Réapparition des troubles. Au 18e jour, l'ingestion de la viande hachée au lieu et place d'ovaire n'est pas suivie de la réapparition des troubles symptomatiques. On supprime tout traitement et la malade continue à se bien porter. Elle a pris en tout 277 gr. d'ovaire. *Guérison.*
3	Id.	Femme, 22 ans ; hystérotomie vaginale en mai 1895, pour pyosalpinx double. Bouffées de chaleur. État neurasthénique.	*Ovaire en nature, 1 à 3 gr. par jour.* Dès le 2e jour, diminution des bouffées de chaleur, sueurs. Au 5e jour, interruption du traitement, et réapparition des troubles. Six jours encore de traitement ; disparition des vapeurs ; la neurasthénie persiste. *Amélioration.*

Nos	AUTEURS	OBSERVATIONS	TRAITEMENT ET RÉSULTATS
4	**Mainzer**	Femme, 32 ans. En 1896. Ovariotomie double pour kystes de l'ovaire. Bouffées de chaleur (10 à 12 fois par jour). Neurasthénie.	*Ovaire en nature, 1 à 3 gr. par jour.* Dès le second jour, amélioration de l'état général et diminution des bouffées de chaleur. Traitement continué jusqu'au 11e jour; légère amélioration. Au bout de trois semaines, la malade revient avec tous les troubles signalés; nouveau traitement, nouvelle amélioration. *Amélioration passagère.*
5	Id.	Femme, 21 ans; hystérectomie vaginale pour pyosalpinx double avec abcès intra-péritonéal en novembre 1896. Les premiers troubles apparaissent 10 jours après l'intervention chirurgicale (Époque des règles).	*1 gr. à 2,5 d'ovaire par jour.* Vapeurs moins fréquentes et moins fortes, sans sueurs; sommeil devenu bon. Caractère moins irritable. Les troubles réapparaissent huit jours après cessation du traitement. *Amélioration passagère.*
6	Id.	Femme, 44 ans; extirpation totale pour fibromes multiples. Quelques jours après, troubles très marqués. Bouffées de chaleur toutes les 10 minutes, troubles psychiques (tendance au suicide).	*Ovaire en nature; 1 à 3 gr. par jour.* Dès le 3e jour, diminution des bouffées de chaleur; au huitième jour, une seule bouffée de chaleur non accompagnée de sueurs comme auparavant; au 10e jour, disparition complète de ces vapeurs. État mental meilleur. *Amélioration.*
7	Id.	Femme de 39 ans, août 1895, castration totale pour fibromes multiples. Bouffées de chaleur avec sueurs profuses et angoisse. Neurasthénie.	*2 gr. à 2,50 d'ovaire.* Amènent rapidement la diminution, puis la disparition des sueurs et des phénomènes d'angoisse. Les vapeurs persistent. Au huitième jour, l'interruption du traitement est suivie de la réapparition des troubles. *Amélioration passagère.*
8	Id.	Femme, 52 ans, castration totale pour fibrome, en octobre 1895. Après l'opération : Bouffées de chaleur. Neurasthénie.	*Ovaire 2 gr. à 2,50 les premiers jours; jours suivants, 0,50. Guérison en 14 jours de tous les troubles.*

Nos	AUTEURS	OBSERVATIONS RÉSUMÉES	TRAITEMENTS ET RÉSULTATS
9	**Mainzer**	Femme de 41 ans, extirpation de l'utérus par morcellement (fibrome) et castration ovarique en janvier 1895. Troubles habituels.	*Oraire de 5 gr. à 0,50 c par doses décroissantes.* Au 6e jour, hémorragie qui survient pour la première fois depuis l'opération pratiquée il y a 16 mois. Cette perte rouge est accompagnée de douleurs sacrées et, dans les jambes, comme quand elle avait ses règles. Elle dure deux jours. Au 14e jour, la malade est très améliorée, les bouffées de chaleur sont moins fréquentes et moins fortes. La mémoire est meilleure. *Amélioration considérable.*
10	Id.	Femme, 52 ans, castration utéro-ovarine pour fibrome, il y a un mois. Bouffées de chaleur. Neurasthénie (rachialgie).	*Oraire en nature, 70 gr. en tout.* Disparition de tous les troubles en huit jours. *Guérison.*
11	Id.	Femme, 25 ans, castration totale pour pyosalpinx double en 1894. Bouffées de chaleur (tous les quarts d'heure). Sueurs, angoisses, lipothymies. Insomnie. Anorexie.	*De 4 à 7 gr. 50 d'oraire par jour.* Disparition lente des phénomènes mentionnés avec diminution dans la fréquence et la force des bouffées de chaleur. Sommeil redevient bon. À sa sortie, 3 à 4 bouffées de chaleur. *Amélioration.*
12	Id.	Femme, 25 ans. Castration double en 1894 pour pyosalpinx; échec des traitements antérieurs. Troubles très marqués surtout à l'époque des règles.	*De 4 à 5 gr. d'oraire par jour.* Au bout de 14 jours, la malade cesse le traitement, elle n'a plus qu'une seule bouffée de chaleur tous les trois jours. *Amélioration.*
13	Id.	Femme de 40 ans, hystérectomie vaginale pour abcès multiples des annexes (septembre 1894). Bouffées de chaleur plus fréquentes à l'époque des règles. État neurasthénique.	*2 à 5 gr. d'oraires pendant cinq jours.* *Amélioration.*

N°.	AUTEURS	OBSERVATIONS RÉSUMÉES	TRAITEMENT ET RÉSULTATS
14	**Mainzer**	Femme de 38 ans, hystérectomie pour pelvi-péritonite et métrite chronique. Bouffées de chaleur 3 à 4 fois par jour. Neurasthénie (anorexie).	*2 à 5 gr. d'ovaire par jour.* *Amélioration rapide avec retour de l'appétit.*
15	Id.	Femme, 51 ans, hystérectomie pour fibromyome en 1889. Les troubles sont moins forts depuis un an, elle est cependant encore incommodée par de nombreuses bouffées de chaleur.	*2 à 5 gr. d'ovaire.* Les bouffées de chaleur sont moins fortes mais aussi fréquentes. *Amélioration.*
16	Id.	Femme de 28 ans ; en janvier 1895, extirpation d'un ovaire kystique et résection d'une partie de l'autre. Peu après, bouffées de chaleur, 4 à 5 par jour, et troubles nerveux.	*Ovaire en nature, 1 à 4 gr. par jour pendant 20 jours.* *Aucun résultat.*
17	Id.	Femme de 32 ans, castration double pour pyosalpinx. A la suite de l'opération, bouffées de chaleur. Accès hystériformes.	*Ovaire en nature 1 gr. à 1 gr. 50.* *Pas de résultats.*
18	Id.	Femme de 42 ans, castration double pour hydrosalpinx double avec kyste de l'ovaire. A la suite de l'opération : Bouffées de chaleur ; Boule hystérique ; Incontinence d'urine.	*Ovaire en nature.* *Pas de résultats.*
19	**Lissac,** Thèse de Paris 1896.	Femme de 25 ans, ovariotomie en 1896 (février). Mai 1896, bouffées de chaleur, neurasthénie (céphalalgie), cauchemars, idées tristes, névralgies faciales.	*Ovaire en nature 10 gr. par jour.* Les bouffées de chaleur diminuent d'intensité et de fréquence, les cauchemars disparaissent *Amélioration rapide.*

N°°	AUTEURS	OBSERVATIONS RÉSUMÉES	TRAITEMENT ET RÉSULTATS
20	**Lissac.**	Femme de 39 ans, hystérect. vaginale (fibrome). 11 mai 1896, bouffées de chaleur, asthénie neuro-musculaire; céphalalgie, perte de mémoire, insomnie, éruptions cutanées périodiques.	*Ovaire en nature, 10 à 20 grammes.* Après une période d'amélioration, les troubles reparaissent et ne cèdent pas au traitement. *Insuccès.*
21	Id.	Femme de 27 ans, hystérect. vaginale en 1893. 17 janvier 1896. Congestions vespérales, neurasthénie profonde avec troubles dyspeptiques et hyperesthésie vénérienne.	*Injections de liquide ovarique.* Amélioration dès la 1re injection. Le traitement, prolongé jusqu'en mars, guérit les bouffées de chaleur et calme l'hyperesthésie vénérienne. Les autres symptômes persistent. *Amélioration.*
22		Même malade. 1 mai. Tous les troubles ont reparu depuis qu'elle a cessé le traitement.	*Ovaire cru (10 à 20 gr. par jour).* Disparition des bouffées de chaleur, augmentation de l'appétit; sommeil devenu calme, pas de cauchemars. Lassitude et céphalalgie persistants. *Amélioration*
23	Id.	Femme de 23 ans, hystérect. vaginale totale en février 1895 (rétroflexion de l'utérus, périmétrite, ovarite double). 17 avril 1896. Bouffées de chaleur, neurasthénie, caractère très irritable; troubles dyspeptiques, hyperesthésie vénérienne.	*Liquide ovarique.* Les bouffées de chaleur disparaissent; appétit, sommeil, état général très bons; plus de cauchemars. Caractère non modifié, hyperesthésie génitale persistante. *Amélioration.*
24	Id.	Femme de 25 ans; laparotomie et ovariotomie double en août 1891; hystérectomie en août 1895. 16 janvier 1896. Bouffées de chaleur. Éruptions périodiques (purpura et taches ecchymotiques) avec crises douloureuses à l'époque présumée des règles. État neurasthénique. Rachialgie violente.	*Liquide ovarique* Les bouffées de chaleur disparaissent; les autres troubles persistent. *Amélioration.*

Nos	AUTEURS	OBSERVATIONS RÉSUMÉES	TRAITEMENT ET RÉSULTATS
25	**Lissac.**	Femme de 31 ans : ablation des annexes, décembre 1894. Février 1896. Bouffées de chaleur, état neurasthénique.	*Liquide orarique.* L'amélioration survient lentement, amène la disparition des bouffées de chaleur et le retour du sommeil. *Amélioration*
26	Id.	Femme, 30 ans : hystérect. vaginale 1895 (février). Décembre 1895. Bouffées de chaleur, irritabilité excessive.	*Injections de suc ovarien.* *Amélioration*
27	Id.	Femme de 23 ans, ovariotomie le 15 juillet 1893, hystérectomie, 20 septembre 1895. Décembre 1895, cauchemars, énervement, perte d'appétit.	*Injections de liquide orarique.* *Amélioration.*
28	**Mond.**	Femme de 27 ans, castration double en avril 1891. 7 avril 1896, bouffées de chaleur le soir, céphalalgie.	*Tablettes d'orarine.* *Amélioration rapide* qui disparaît dès que l'on interrompt le traitement.
29	Id.	Femme de 29 ans, hystérectomie pour ménorrhagie en janvier 1891. Avril 1896. Bouffées de chaleur, sueurs, neurasthénie, diminution de l'appétit vénérien.	*Tablettes d'orarine.* 80 tablettes n'amènent aucune amélioration. *Insuccès complet.*
30	Id.	Femme de 40 ans, hystérectomie vaginale pour métrite chronique, avec rétroflexion de l'utérus et périovarite gauche, opérée le 17 oct. 1895. Janvier 1896. Troubles congestifs, neurasthénie, tremblement.	*Tablettes d'orarine.* *Amélioration incertaine.*
31	Id.	Femme de 52 ans, hystérec. le 16 nov. 1895 (fibromyomie de l'utérus, métrite chronique, périsalpingite et oophorite double. Troubles ordinaires à la castration.	*Tablettes d'orarine.* *Amélioration sensible.* Augmentation de l'appétit ; disparition des insomnies. Les troubles reparaissent à l'interruption du traitement.

No	AUTEURS	OBSERVATIONS RÉSUMÉES	TRAITEMENT ET RÉSULTATS
32	**Rogée** In thèse de Bestion, p. 71.	Femme de 41 ans. Castration ovarienne, mars 1897. Quinze jours après l'opération, bouffées de chaleur. Sensation de boule hystérique. Asthénie neuro-musculaire. Insomnie.	*Injections d'origénine, à la dose de 3 c.c.* *Amélioration très rapide* *Guérison complète en deux mois.*
33	**Bestion**, p. 72	Femme de 24 ans, extirpation annexielle double en mai 1894. Peu après l'opération : Fatigue rapide rendant le travail impossible. Nervosisme ; irritabilité extrême du caractère. Douleurs intenses dans les fosses iliaques.	Les douches et le bromure n'ayant déterminé aucune amélioration, on prescrit *trois pilules d'ovarine* par jour. *Amélioration rapide et marquée.* Traitement prolongé n'arrive pas à modifier le caractère.
34	**Richemont** In thèse Bestion, p. 74.	Femme 32 ans. Ovariotomie droite par laparotomie, au commencement de 1895. Ovariotomie gauche par cœliotomie postérieure ; hystérectomie vaginale 8 mois après la première intervention. Novembre 1897, crises de douleurs hypogastriques et de la fosse droite, se terminant par crise de nerf et perte de connaissance.	*Ovarine, trois pilules par jour.* *Guérison en un mois.*
35	**Bestion**, Thèse, Bordeaux 1898	Femme 23 ans. Oophoro-salpingectomie pour ovaires scléro-kystiques, le 11 mai 1897. Le 23 mai : Céphalalgie violente. Bouffées de chaleur. Anorexie ; constipation. Douleurs dans le ventre.	*X à XL gouttes de suc ovarien (Extrait glycériné au dixième).* Traitement prolongé. *Guérison.*

Nos	AUTEURS	OBSERVATIONS RÉSUMÉES	TRAITEMENT ET RÉSULTATS
36	**Bestion**	Femme 28 ans. Ovario-salpingectomie double pour ovaires kystiques (9 janvier 1897). Mars 1897 : Bouffées de chaleur. Crises douloureuses, hémoptysies au moment des règles. Constipation.	*Pilules d'ovarine. Deux par jour.* Le suc ovarien, à la dose de X à XL gouttes par jour, produit une amélioration sensible ; la constipation disparaît, l'appétit revient ; l'état général est meilleur, mais les bouffées de chaleur et les crises douloureuses au moment des règles persistent. *Amélioration.*
37	Id.	Femme 30 ans. Ovariotomie et hystérectomie abdominale totale, le 11 avril 1897. 8 juin : Névralgies dans le bas ventre. Bouffées de chaleur surtout fréquentes la nuit. Gastralgie, constipation opiniâtre.	*Suc ovarien de X à XL gouttes* (Traitement prolongé du 10 juin au 15 décembre). Disparition de tous les troubles à l'exception des bouffées de chaleur qui surviennent encore aux époques des règles et fatiguent la malade. *Amélioration.*
38	Id.	Femme, 28 ans, ovario-salpingectomie pour ovaires sclérokystiques, le 17 mars 1897. 1er juin : Bouffées de chaleur fréquentes ; Crises névralgiques dans le bas-ventre. Névrosisme ; Constipation.	*Suc ovarien XX à XL gouttes par jour.* Disparition de tous les troubles à l'exception des bouffées de chaleur qui résistent au traitement. Le 16 novembre, phénomènes d'intoxication aiguë, consécutive à l'absorption par la malade d'une très forte dose de suc ovarien (deux cuillerées à café). A la suite de cet empoisonnement, interruption du traitement et réapparition des troubles. Le traitement, repris le 22 novembre et continué jusqu'au 10 décembre, n'arrive pas à faire disparaître les bouffées de chaleur à l'époque des règles. *Amélioration.*
39	**Muret** *Revue médicale de la Suisse romande* Juillet 1896.	Femme ayant subi, en 1892, l'oophoro-salpingectomie double pour salpingite blennorrhagique et ovaires kystiques. A la suite de cette intervention : Bouffées de chaleur ; Neurasthénie (insomnies, idées de persécution, asthénie neuro-musculaire, sensations anormales, anémie).	*Du 26 février au 1er mai 1894, injections de suc ovarien, en tout 20 grammes.* *Amélioration sensible.*

Nos	AUTEURS	OBSERVATIONS RÉSUMÉES	TRAITEMENT ET RÉSULTATS
10	Muret.	Femme de 53 ans, ayant subi l'hystérectomie vaginale en mai 1893. Cinq mois après l'opération : Bouffées de chaleur, sueurs ; Insomnie ; Fatigue rapide.	*Prend deux à trois pastilles d'ovarine, à 0,25 pendant un mois.* *Amélioration générale.* *Une seule bouffée de chaleur par jour.*
41	Id.	Femme de 32 ans, ayant subi la castration ovarienne double pour métrorrhagie en 1891. État au mois de novembre 1891 : Bouffées de chaleur ; Nervosité ; Sueurs profuses ; Céphalalgie violente ; Constipation.	*Pendant trois semaines environ, la malade reçoit, tous les deux ou trois jours, une injection de 0,50 de suc ovarien.* *Amélioration très rapide et très considérable.*

CHAPITRE VII

I. Aménorrhée. — Dysménorrhée.

I. *Aménorrhée.* — L'aménorrhée est la suppression temporaire de la menstruation pendant la vie sexuelle de la femme.

L'aménorrhée est physiologique dans la grossesse et l'allaitement. En dehors de ces deux états, elle a toujours une signification pathologique.

Elle peut relever soit d'un arrêt de développement ou d'une lésion génitale (déviations utérines, cancer, kyste de l'ovaire, etc.), soit d'une affection générale, *aiguë* (pneumonie, fièvre typhoïde) ou *chronique* (cardiopathie, tuberculose, cancer, phtisie, etc.) Elle peut, dans d'autres cas, être le fait d'un trouble du système nerveux (névropathie, émotion, accident, surmenage), de la pauvreté ou de l'altération du sang (*anémie, chloro-anémie*).

On désigne aussi sous le nom d'aménorrhée le retard qui survient dans l'instauration menstruelle chez certaines jeunes filles ayant depuis longtemps dépassé l'âge de la puberté.

L'aménorrhée s'accompagne souvent de troubles périodiques, qui constituent les phénomènes de molimen cataménial (pesanteur à l'hypogastre, maux de tête, maux de rein).

Les hémorragies vicariantes, par le poumon, l'estomac ou le rein, sont chose commune dans l'aménorrhée.

Traitement. — Le traitement de cet état doit avant tout être symptomatique et répondre aux indications spéciales qui peuvent se présenter. Dans certains cas, on a recours à toute une série d'excitants particuliers que l'on désigne sous le nom d'emménagogues. Le nombre et la variété de ces agents montre que la plupart du temps leur action est incertaine.

L'opothérapie ovarienne compte sa part de succès, dans le traitement des cas d'aménorrhée indépendants de lésions génitales définies. Nous avons eu l'occasion d'expérimenter cette médication plusieurs fois. Nous n'avons pu enregistrer ses effets favorables que dans deux cas.

OBSERVATION IV (personnelle).

CHORÉE. — AMÉNORRHÉE. — RÈGLES DÉPLACÉES. — OPOTHÉRAPIE OVARIENNE : POUDRE D'OVAIRES DE VACHE ET OVAIRES EN NATURE. — RETOUR DES RÈGLES

T... (Angèle), 16 ans, salle Saint-Joseph, n° 10 (service du professeur Mossé).

Antécédents héréditaires. — Rien à noter.

Antécédents personnels. — Rougeole à 5 ans ; menstruation à 14 ans ; santé parfaite jusqu'en mai 1898.

A cette époque, scarlatine bénigne ; trois mois plus tard (août 1898), chorée surtout marquée dans les membres du côté gauche. T... est d'abord traitée par l'isolement et l'hydrothérapie dans la maison de santé de M. le docteur Noguès. Après six semaines de traitement, elle rentre chez elle très améliorée, mais quelques jours plus tard, au moment des règles, les mouvements choréiques reparaissent intenses, cette fois du côté droit. Son état ne s'améliorant pas, elle demande, le 13 octobre 1898, son admission dans le service de M. Mossé.

Etat général satisfaisant. Jeune fille grande et forte pour son âge; ne présentant aucune tare organique. Poids, 47 kilos. Traitement : Bains et toniques.

18, 19, 20 octobre. — Menstruation qui dure trois jours et pendant la durée de laquelle on voit les mouvements choréiques s'exagérer. Les règles sont peu abondantes, complètement indolores.

28 octobre. — Après la disparition des règles, l'état s'est progressivement amélioré. Les mouvements choréiques ont disparu; pendant le repos, certains mouvements volontaires sont possibles.

14 novembre. — Les mouvements choréiques font presque complètement défaut; mais étant donné l'exagération avec laquelle ils se sont manifestés pendant la période menstruelle précédente, nous nous proposons de recourir à titre prophylactique à la médication ovarienne, dès l'apparition de la ménorrhagie que nous supposons prochaine.

17, 18 novembre. — Epoque présumée des règles. Aucun symptôme précurseur ne trahit leur approche. Les mouvements choréiques sont toujours très atténués. On reste dans l'expectative.

20 novembre. — Epistaxis abondante. Angèle T..., ayant eu précédemment quelques épistaxis, on ne se croit pas autorisé à donner à cette hémorragie la signification d'un écoulement de sang supplémentaire du flux menstruel. Toutefois, on note sa coïncidence avec l'époque cataméniale et l'absence d'écoulement par les organes génitaux.

30 novembre. — Etat stationnaire. Les règles n'ont pas encore paru ; la malade n'éprouve aucun symptôme précurseur du molimen cataménial. Dans le but de mettre fin à ce retard et de provoquer l'écoulement menstruel, on prescrit : 0 gr. 15, par jour, de poudre desséchée d'ovaires de vache.

1-10 décembre. — La médication est continuée ; la dose est progressivement augmentée de 0,10 centigr. par jour jusqu'au 10 décembre où on atteint 1 gr. 30 de poudre. La malade supporte très bien la médication et ne paraît en retirer ni avantages, ni inconvénients.

11 décembre. — L'aménorrhée persiste. Angine catarrhale. Interruption du traitement ovarien.

20 décembre. — Période correspondant à l'époque de la cataméniale ; l'aménorhée persiste toujours ; Tal... a eu de nouvelles épistaxis dont une surtout a été abondante. Plus de mouvements choréiques depuis plusieurs jours.

20 janvier 1899. — Aménorrhée persistante. T... a de nouveau, des saignements de nez : or, la période actuelle coïnciderait avec l'époque des règles qui font encore défaut. Ces *épistaxis* prennent donc, ainsi que les précédentes, *la valeur de règles déplacées.*

Du 21 janvier au 10 février, c'est-à-dire pendant 21 jours la malade ingère tous les matins un ovaire cru de vache. Les règles ne reparaissent pas ; les épistaxis deviennent plus fréquentes. Pas de dégoût pour la médication. Pas de phénomènes d'intolérance gastrique.

Du 11 au 14 février. — Sur la demande de la malade, nous substituons aux ovaires de vache une quantité égale en poids d'ovaires de brebis. La glande est toujours prise en nature et autant que possible au moment des repas.

Le 15 février. — *Les règles reparaissent, elles durent cinq jours.* Elles sont beaucoup plus abondantes qu'elles ne l'avaient jamais été. Pendant la durée de ces règles, la malade a quelques mouvements choréiques.

Le 16 mai. — La guérison persiste ; les règles sont revenues tous les mois. Les épistaxis ont cessé, mais chaque époque menstruelle, s'accompagne d'un peu de tremblement.

En résumé, chez cette malade, dans un premier stade nous voyons, une chorée céder sous l'influence de l'isolement de la balnéation et des toniques. La première période menstruelle amène une légère rechute de la

7

chorée. Dans une seconde phase, nous voyons un trouble de la menstruation (aménorrhée, règles déplacées), persister trois mois malgré le traitement ovarique ; le quatrième mois l'ovaire de brebis est substitué aux ovaires de vache frais ou desséchés, l'écoulement menstruel génital reparait, puis se montre régulièrement les mois suivants. La médication longtemps continuée à dose assez élevée d'une façon permanente n'a amené aucun trouble. A signaler simplement, au moment de la réapparition des règles, quelques mouvements nerveux bien moins accentués que ceux qui ont marqué les premières périodes menstruelles après la chorée, alors que la malade n'était pas soumise à la médication ovarienne.

Sommes-nous autorisé à penser qu'il y a eu relation de cause à effet entre la médication et le retour des règles ? en particulier que celui-ci a été provoqué par les ovaires de brebis, alors que les ovaires de vache étaient restés inefficaces ? L'apparition des épistaxis supplémentaires avant que nous ayons commencé le traitement, la persistance des règles déplacées pendant trois mois, une fois la médication ovarienne instituée, nous portent à faire quelques réserves à ce sujet. Toutefois, après avoir mis en relief les critiques dont serait passible une interprétation complètement favorable des effets de la médication organothérapique dans ce cas, nous croyons au moins devoir relever dans notre observation les deux points suivants à l'actif de l'ovariothérapie.

1° Tolérance parfaite pour des doses assez élevées (poudre sèche ou glande en nature).

2° Retour complet et régulièrement périodique de l'écoulement génital à partir du moment où les règles déplacées (épistaxis) ont cessé.

OBSERVATION V (Personnelle).

AMÉNORRHÉE DATANT DE SIX MOIS, AVEC PHÉNOMÈNES DE MOLI-
MEN CATAMÉNIAL. — TRAITEMENT PAR LA POUDRE D'OVAI-
RES. — AMÉLIORATION.

L.... (Rose), salle Saint-Joseph, n° 18. (Clinique du professeur
Mossé).

Antécédents héréditaires. Intérêt nul.

Antécédents personnels. Variole dans la première enfance,
ayant entraîné la perte de la vue; à 8 ans, gastro-entérite;
pneumonie à 12 ans; de 20 à 22 ans, hémoptysies fréquentes.

Réglée à 14 ans. *Instauration menstruelle marquée par de
véritables métrorrhagies qui font place pendant un an à l'aménorrhée.* — A été cinq fois enceinte, mais n'a mené aucune de
ses grossesses à terme.

Il y a trois ans, à la suite d'une colère, *aménorrhée ayant per-
sisté pendant six mois.*

A son entrée dans le service, déclare qu'elle n'est *plus réglée
depuis cinq mois.* Pas de symptômes de grossesse. L... a, d'une
façon périodique, des phénomènes pénibles de molimen cataménial : coliques, nervosité, névralgie, bouffées de chaleur.
Ces phénomènes durent trois jours chaque mois.

La malade n'a jamais eu d'attaques nerveuses, mais elle a
après chaque repas la sensation de boule œsophagienne; zone
hystérogène dans la région ovarique; anesthésie pharyngée.
Caractère versatile, irritable.

Examen des organes génitaux internes. — Utérus petit, mobile; col scléreux, léger ectropion de la lèvre antérieure. Les culs-
de-sac sont libres; on n'atteint pas les annexes. Toucher indolore.

Le traitement opothérapique est commencé le 10 janvier 1899;
dose initiale, 2 grammes de poudre d'ovaires de vache (en
4 cachets).

Cette dose est augmentée de 0,25 centigrammes chaque jour,
jusqu'au 20 janvier.

20 janvier. — Coliques depuis la veille. La malade est énervée, a mal à la tête. Cataplasmes laudanisés sur le ventre, continuation du traitement ovarien.

21 janvier. — Le linge porte des taches de sang provenant des organes génitaux. Même traitement.

22 janvier. — Nouvelles taches de sang. Disparition des phénomènes douloureux notés plus haut. L'hémorragie génitale a certainement été fort peu abondante, mais *c'est la première fois depuis six mois que la malade a perdu en rouge.*

Interruption du traitement. Il a été suivi d'effet au bout de dix jours. La quantité totale de poudre d'ovaires administrée pendant ce temps a été de 40 grammes, ce qui représente approximativement 200 grammes de glande fraîche.

OBSEVATION VI (personnelle).

CHLOROSE. — AMÉNORRHÉE. — TRAITEMENT PAR LA POUDRE D'OVAIRES DE VACHE (POUDRE ORDINAIRE ET POUDRE D'OVAIRES PEPTONISÉS). — INSUCCÈS

La nommée B... (Hélène), âgée de 16 ans, en traitement salle Sainte-Marie, n° 5 (service de M. le professeur agrégé Rispal), a été réglée pour la première fois à 14 ans. Elle a eu dans les premiers temps des métrorrhagies abondantes qui survenaient tous les quinze jours et s'accompagnaient de céphalalgie, de nervosisme et de douleurs abdominales.

Une aménorrhée complète a succédé depuis six mois à ces métrorrhagies ; cette malade est atteinte de chlorose et a suivi un traitement ferrugineux qui l'a beaucoup améliorée.

Du *30 décembre 1898 au 10 janvier 1899*, nous lui prescrivons la médication ovarienne, sous forme de poudre ordinaire pendant les premiers jours, et sous forme d'extrait peptonisé à partir du *5 janvier* (un gramme de cet extrait peptonisé représente 10 grammes de glande fraîche).

La dose initiale a été de 0,40 centigrammes, cette dose a été élevée chaque jour de 0,20 jusqu'au *5 janvier*, où nous avons

atteint la dose de 1 gr. 60. Du *6 au 11 janvier*, nous avons pres
crit 1 gramme d'extrait peptonisé. Ces poudres d'ovaires ont été
absorbées en cachets; à une ou deux reprises la malade s'est
plaint d'un peu de diarrhée; mais rien n'autorise à la mettre sur
le compte du traitement, puisqu'elle disparaissait alors que les
doses étaient non seulement conservées mais encore élevées.

Le *12 janvier*, B.. quitte l'hôpital.

Au moment de sa sortie, l'aménorrhée persistait.

Cette observation vient à l'appui de l'observation III et
démontre qu'un traitement ovarien de quelques jours ne
peut pas être considéré comme suffisant pour amener le
retour des règles.

Il est cependant des cas d'aménorrhée dans lesquels la
médication peut être prolongée pendant longtemps et à des
doses élevées sans que le succès soit pour cela assuré
ainsi que l'observation suivante (observ. VII) peut en faire
foi.

OBSERVATION VII (Personnelle)

AMÉNORRHÉE CHEZ UNE CHLORO-ANÉMIQUE. — TRAITEMENT
PROLONGÉ PAR LA POUDRE D'OVAIRES. — INSUCCÈS.

La nommée C... (Marie-Thérèse), domestique, âgée de 18 ans,
entrée le 25 décembre 1898 à l'Hôtel-Dieu, salle Saint-Joseph,
n° 2, (Clinique de M. Mossé.) C... se plaint d'une lassitude
générale, qui la rend incapable de travailler. Téguments
décolorés, muqueuses exangues. Léger souffle extra-cardiaque à
la base du cœur. Frémissement dans les vaisseaux du cou. Le
nombre des globules rouges est sensiblement inférieur au
chiffre normal. Dans les six derniers mois, la malade n'a eu
ses règles qu'une seule fois.

Traitement opothérapique ovarien à partir du 1er janvier;
la dose initiale est de 0,25 de poudre d'ovaires de vache.
Cette dose est élevée de 0,25 par jour, jusqu'au 28 janvier,

où elle atteint le chiffre de 8 grammes. C... a pris, à ce jour là, *133* grammes de poudre d'ovaires, ce qui correspond très sensiblement à *650* grammes de glande fraîche.

L'état général est le même, et l'aménorrhée persiste.

Dans la suite, cette jeune fille a contracté dans les salles une fièvre typhoïde, pour laquelle elle est restée en traitement jusqu'au 8 mai.

Au moment de sa sortie, l'état général était excellent, mais les règles n'avaient pas reparu.

Touvenaint, Jacobs, Mainzer, Demange ont cité des cas dans lesquels l'opothérapie ovarienne avait réussi à provoquer la menstruation chez des jeunes filles de 15, 18, 22 ans qui n'avaient pas encore été réglées. Nous avons été moins favorisé chez une de nos malades (obs. VIII) malgré les hautes doses d'ovaires ingérées. Il en a été de même chez une malade (obs. IX) que notre ami, M. Baylac, médecin des hôpitaux, avait en traitement dans son service. La lecture de ces deux observations est, à ce point de vue, des plus intéressantes.

OBSERVATION VIII (Personnelle).

INSTAURATION MENSTRUELLE TARDIVE. — INGESTION D'OVAIRES DE BREBIS. — TRAITEMENT PROLONGÉ PENDANT QUATRE SEMAINES. — TOLÉRANCE PARFAITE. — INSUCCÈS COMPLET.

La nommée Cl... (Jeanne) est accompagnée, le 20 février 1899, à la consultation de l'Hôtel-Dieu, service du professeur Mossé.

C'est une jeune fille de 16 ans, normalement conformée, dont les hanches et les seins sont bien développés pour l'âge. Elle est grande, forte, vigoureuse, pèse 55 kilos; n'a jamais été malade ; *elle n'est pas encore réglée.*

Sa sœur aînée nous apprend qu'elle-même n'a été réglée que fort tardivement. Elle était en revanche sujette à des saignements de nez, qui ont disparu le jour où la menstruation a fait son apparition.

Afin de provoquer, si possible, l'apparition des règles, cette jeune fille est soumise à l'ingestion d'*ovaires crus de brebis*, à partir du 25 février.

La dose quotidienne, qui a été de 7 grammes le premier jour, a été progressivement élevée et portée jusqu'à 25 grammes. Le traitement, facilement accepté, a été continué jusqu'au 24 mars; il n'a provoqué aucun désordre, aucun trouble, mais il est resté absolument sans effet, bien que dans l'espace d'un mois cette jeune fille ait ingéré 358 ovaires de brebis (295 grammes).

En résumé, si la tolérance pour le médicament organique a été parfaite, ce qui nous a permis de prolonger la médication et d'élever les doses bien plus que dans l'observation VI, l'échec thérapeutique a été complet. Devons-nous, en présence de ces cas négatifs, condamner la méthode? Assurément non. La médication thyroïdienne autrement active que la médication ovarienne compte de nombreux réfractaires et donne de merveilleux succès. On ne songe pas à l'abandonner, et cependant elle offre plus de dangers que l'ovariothérapie. Moins active que la thyroïdothérapie, la médication ovarienne semble *a priori* devoir compter moins de brillants succès, mais aussi moins d'inconvénients. Les essais, de plus en plus nombreux, nous apprendront peut-être à discerner les circonstances qui permettent d'espérer le succès et celles qui laissent entrevoir un échec probable. A l'heure actuelle, nous sommes réduits à procéder par tâtonnements, avec prudence pour chaque cas isolé, les règles générales de la méthode et les indications particulières à chaque cas n'étant pas encore suffisamment connues.

Sans prétendre tirer des conclusions définitives de notre

expérience personnelle, il nous semble cependant que l'analyse de nos observations prouverait que :

1° Les effets de l'ovariothérapie demandent, pour se produire, que la médication soit prolongée un certain temps et que les doses soient d'emblée relativement élevées ;

2° Il y a plus de chances de voir, sous l'influence de la médication, l'écoulement menstruel supprimé reparaitre (obs. IV et V) que de provoquer l'instauration chez une jeune fille non encore réglée et offrant tous les autres attributs de la puberté (obs. VIII et IX).

OBSERVATION IX (inédite).

Communiquée par M. BAYLAC, médecin des hôpitaux.

EPILEPSIE. — INFANTILISME. — AMÉNORRHÉE. — OPOTHÉRAPIE OVARIENNE A HAUTES DOSES (65 grammes par jour de glande fraîche). — INSUCCÈS.

Louise C..., 27 ans, cuisinière, entrée le 22 avril 1889, salle Sainte-Marie, n° 9.

Antécédents héréditaires. — Père, très sobre, emphysémateux, mort à 70 ans. Mère, aliénée; internée depuis l'âge de 30 ans dans une maison de santé.

Quatre frères, bien portants ; le plus jeune présente néanmoins une hémiplégie spasmodique infantile, survenue à l'âge de 4 ans.

Pas d'épileptique dans la famille.

Antécédents personnels. — Née à terme; nourrie par sa mère jusqu'à 15 mois. Pas de maladies de l'enfance ou de l'adolescence. *N'a jamais été réglée.*

Depuis l'âge de 23 ans, elle présente des absences fréquentes, de courte durée, sans mouvements convulsifs ; elle a de l'incontinence nocturne d'urines ; enfin elle a des céphalalgies intenses, qui la forcent à garder le lit.

Elle n'a jamais eu de crises convulsives.

Elle a fait différents séjours à l'Hôtel-Dieu de Toulouse, où elle a été traitée par la médication polybromurée.

État actuel. — De taille inférieure à la moyenne, elle présente l'aspect et la physionomie d'une fillette de 14 à 15 ans.

La tête est normale et on ne relève aucun stigmate de dégénérescence physique du côté de la bouche, des dents, des oreilles, des yeux et du cou. Pas d'hypertrophie du corps thyroïde.

Le tronc présente un arrêt de développement qui porte sur toutes les parties.

Circonférence thoracique au niveau des aisselles : 67 cent.

Circonférence thoracique au niveau des mamelons : 60 cent.

Circonférence abdominale au niveau de l'ombilic : 50 cent.

Les seins sont à peine dessinés, pas d'aréole : les mamelons sont remplacés par une petite dépression.

Pas de poils au niveau de la région pubienne.

Du côté des organes génitaux, la vulve est bien conformée : le toucher permet de constater l'existence d'un col utérin extrêmement petit.

Les *membres* ne présentent rien d'important à signaler ; pas de malformations d'aucune sorte. Les forces physiques sont proportionnées à sa taille.

Les diverses fonctions se font bien. L'examen des divers organes et des divers appareils ne fait rien constater d'anormal. Le cœur et les poumons sont sains.

Seule la fonction menstruelle ne s'est jamais établie chez cette femme.

Nous avons pensé à essayer chez elle l'opothérapie ovarienne. Connaissant l'innocuité de cette médication, nous avons prescrit l'ingestion de très grandes doses d'ovaire. Nous avons fait ingérer six ovaires de vache, finement hachés et mélangés aux potages, en deux doses par 24 heures. Le poids moyen des six ovaires était de 66 grammes.

Pendant quinze jours, du 12 mai au 26 mai 1899, Louise C... a absorbé, chaque jour, 66 grammes d'ovaires environ.

Ce traitement a été très bien toléré. Pendant les cinq derniers jours seulement, elle a présenté de l'inappétence et de la

BIBLIOTHÈQUE NATIONALE

diarrhée. Son poids n'a pas varié (36 kilogrammes); on la pesait tous les deux jours.

Cette médication paraît avoir eu une influence manifeste sur la sécrétion de l'urée. Le taux de l'urée s'est élevé de 13 gr. avant le début du traitement, à 19 et 20 gr. pendant la durée du traitement. Le volume des urines a oscillé entre 1,600 et 1,500 centimètres cubes. Après la suppression des ovaires, il est tombé à 600 et 700 c.c.

Pendant la première semaine du traitement, les courbes de la température, du pouls et de la respiration, n'ont rien présenté d'anormal.

Pendant la deuxième semaine, au contraire, la température s'est élevée; elle a atteint 38°5 et est restée au-dessus de 38° pendant quatre jours. Le pouls est devenu plus fréquent (90, 100 pulsations).

Dès la cessation du traitement ovarique, la température est tombée à la normale; le pouls et la respiration sont redevenus normaux.

L'inappétence accusée par la malade et la diarrhée ont rapidement disparu.

Mais nous n'avons pas constaté de menstrues, ni de tendance à leur établissement.

Le caractère ne s'est pas modifié. Il ne semble pas que la médication ovarienne ait produit de modification sensible dans ce cas.

II. *Dysménorrhée*. — Tout comme l'aménorrhée (absence des règles), la dysménorrhée, c'est-à-dire le syndrome caractérisé essentiellement par la diminution du flux cataménial. devait appeler les tentatives de thérapie organique. Par ce mot dysménorrhée, on entend en effet le trouble morbide résultant de l'accomplissement difficile, douloureux ou incomplet de la fonction menstruelle.

Pas plus que nous n'avons fait dans le chapitre précédent l'étude de l'aménorrhée, nous n'avons à entreprendre ici, l'étude des causes et de la nature de la dysménorrhée, trouble tantôt organique, tantôt simplement fonctionnel. Toutefois une remarque s'impose au début de ce chapitre. Parmi les conditions qui entrainent la dysménorrhée, les unes paraissent en partie sous la dépendance d'un trouble d'une insuffisance de la fonction ovarique, les autres résultent plutôt d'un obstacle à l'excrétion des menstrues. Dans le premier cas, l'emploi des préparations ovariques destinées à combattre les troubles provoqués par la déficience de la sécrétion interne, semble rationnel et doit être tenté. Dans le second, l'opothérapie relève de l'empirisme et parait sinon interdit *à priori*, du moins peu susceptible d'amener l'amélioration souhaitée.

D'une façon générale, la dysménorrhée est rebelle aux moyens thérapeutiques ordinaires surtout dans les cas où elle est dite *idiopathique*. Elle coexiste d'ordinaire alors avec un trouble général du système nerveux (hystérie, névrose) ou de l'hématopoïèse (chlorose. anémie). Elle a paru dans ces cas pouvoir bénéficier dans une certaine mesure de l'opothérapie ovarienne. Personnellement, nous n'avons eu à traiter aucune malade atteinte de dysménorrhée, en dehors de nos chlorotiques. Afin de ne pas faire double emploi, nous renvoyons la relation de ces cas de dysménorrhée au chapitre suivant consacré à l'étude des effets de l'ovariothérapie dans la chlorose. Ici nous nous bornerons, faute de documents personnels sur la dysménorrhée idiopathique indépendante de la chlorose, à grouper, sous forme de tableau. les observations éparses dans la littérature médicale.

L'ensemble de ces observations, particulièrement les éléments résumés sous la rubrique : traitement et résultats (troisième colonne) montrent que l'on peut fonder quelque espoir sur le traitement ovarien dans certains cas de dysménorrhée.

Dysménorrhée — Opothérapie ovarienne

Nos	AUTEURS	OBSERVATIONS RÉSUMÉES	TRAITEMENT ET RÉSULTATS
1	**Klein-wachter,** *Zeitschrift f. gyn.* 1897, p. 380.	Femme de 24 ans, nullipare, dysménorrhée consécutive à un pyosalpinx. L'examen local donne les résultats suivants : Vaginite granuleuse, endométrite, infiltration et épaississement du paramètre gauche, Tuméfaction de la trompe droite qui atteint le volume du petit doigt. Le toucher est extrêmement douloureux de ce côté.	Cette femme a été traitée par des tampons d'ichtyol pendant trois mois, puis elle a subi un traitement balnéothérapique à Franzensbade. L'infiltration paramétritique et la tuméfaction des trompes et des ovaires ont fini par disparaître, mais l'ovaralgie et la dysménorrhée persistent. Les tablettes d'ovarine de 0,30 cent. (3 par jour) produisent une amélioration remarquable avec relèvement de l'état général et atténuation de la douleur qui ne disparait pas complètement à l'époque des règles, mais est très supportable.
2	**Klein-wachter,** *Ibid.*, page 389.	Femme de 32 ans, anémique obèse, neurasthénique, dysménorrhée sans affection génitale appréciable.	Prend, pendant plusieurs semaines, trois tablettes de 0,30 d'ovarine. La dysménorrhée n'a pas diminué et les troubles neurasthéniques au lieu de s'amender ont augmenté sensiblement, on est donc obligé de suspendre le traitement.
3	**Mainzer** (*Deutsch med. Woch.* 1896).	Femme de 26 ans, extirpation d'un ovaire et résection de l'autre. A la suite de l'opération, suppression des règles, vapeurs, phénomènes douloureux de molimen.	*3 à 7 gr. 50 d'ovaire en nature chaque jour.* Au 5e jour, amélioration générale, disparition des troubles. L'aménorrhée persiste.
4	**Jacobs** *Journal d'accouchements de Liège.*	Femme de 31 ans, *dysménorrhée membraneuse* depuis cinq ans. Traitée localement sans résultat.	*Médication ovarienne pendant 3 mois.* La menstruation s'est rapidement régularisée, l'évacuation membraneuse a disparu, de même que les douleurs pelviennes. Cette guérison se maintient depuis cinq mois.
5	**Jacobs** Id.	Dysménorrhée membraneuse, fort ancienne, traitée par le curettage avec cautérisation de la cavité utérine. La dysménorrhée reparait au bout de deux mois.	A la suite du traitement ovarien, la menstruation se régularise, reste douloureuse mais ne s'accompagne plus d'évacuation de membranes.

N°	AUTEURS	OBSERVATIONS RÉSUMÉES	TRAITEMENT ET RÉSULTATS
6	**Mainzer** (*Deutsch med. Woch.*, 1896).	Dysménorrhée datant d'un an ; pas de règles depuis six semaines ; accès congestifs et phénomènes hystériformes (?)	*Ovaire en nature, 1 à 2 gr. par jour.* Disparition de tous les troubles et réapparition rapide des règles.
7	**Muret** (*Suisse romande*, 1896).	Femme de 46 ans, colpocèle vaginal, rétroflexion de l'utérus, dysménorrhée ; troubles congestifs et phénomènes névropathiques.	*Injections d'ovarine sous les téguments.* Disparition complète des troubles.
8	**Gomès** Thèse, Paris, 1898.	Femme 29 ans, dysménorrhée douloureuse, ménorrhagie, migraines quotidiennes	*Cachets d'ovarine.* Disparition des troubles. Résultat parfait.
9	Id.	Femme de 35 ans, dysménorrhée ancienne, non guérie par une intervention chirurgicale. Troubles congestifs, neurasthénie.	*120 cachets d'ovarine.* Disparition des troubles. *Résultats parfaits.*
10	Id.	Femme de 21 ans ; aménorrhée, dysménorrhée, métrite.	*Cachets d'ovarine.* Traitement prolongé. *Résultat excellent.*
11	Id.	Femme de 27 ans, dysménorrhée rebelle datant de 11 ans, avec céphalée, syncopes, vomissements et névralgies au moment des règles.	*Cachets d'ovarine.* Traitement prolongé du 10 août 1897 au 15 février 1898. *Résultat parfait*
12	Id.	Femme de 31 ans, blennorrhagie ancienne, secondaire, ayant subi deux curettages. Règles douloureuses et irrégulières.	*Cachets d'ovarine. Bon résultat.*

CHAPITRE VIII

Chlorose.

Dysménorrhée et chloro-anémie sont parfois deux manifestations d'un même état morbide général, étroitement liés l'un à l'autre. Par une sorte de cercle vicieux, les troubles secondaires consécutifs à la perturbation de l'hématopoïèse contribuent à augmenter le trouble protopathique.

Toute médication qui atténuera, soit la dysménorrhée, soit la chlorose ou combattra l'un ou l'autre de ces états, aura par contre-coup un effet favorable sur les divers éléments de l'ensemble pathologique. Aussi pour acquérir une valeur probante, les observations du traitement de la chlorose par l'ovariothérapie ont-elles besoin d'être nombreuses et recueillies dans des conditions permettant : 1° d'apprécier ce qui est dû à la médication nouvelle ; 2° d'établir la comparaison avec les effets des autres médications.

Ces conditions, il est vrai, ne sont pas très faciles à réaliser. Le changement de régime, le repos, l'éloignement de certaines causes professionnelles qui développent ou entretiennent la chloro-anémie, sont déjà des circonstances capables de modifier heureusement, en dehors de tout traitement spécialisé, les chlorotiques qui viennent se faire soigner à l'hôpital.

Afin de donner une base plus solide à nos conclusions,

sur les conseils de M. le Professeur Mossé, nous nous sommes proposé non seulement d'enregistrer l'amélioration acquise chez les chlorotiques soumises à l'ovariothérapie, mais encore de comparer les résultats de ce traitement avec ceux de la médication martiale et de la médication par le repos, l'alimentation et les modifiants de la nutrition générale (Inhalations d'oxygène, frictions sèches). Disons tout de suite que nous ne sommes pas arrivé à des résultats aussi favorables que les auteurs qui tout récemment ont préconisé les préparations d'ovaire contre la chlorose des jeunes filles.

Nos conclusions se rapprochent bien davantage de celles d'un travail de contrôle entrepris en Allemagne en même temps que le nôtre et dont nous avons eu connaissance au moment où nos observations touchant à leur terme, nous étions amené à constater que nous n'avions pas obtenu l'amélioration espérée et à formuler, à cet égard les réserves que l'on trouvera plus loin.

Ces remarques préliminaires posées, voyons quel est actuellement l'état de la question du traitement de la chlorose par l'opothérapie ovarienne.

Le premier travail publié en France sur ce sujet est la communication déjà citée de MM. Spillmann et Etienne au Congrès de médecine de Nancy (1896).

Presque au même moment, Carlo Fideli en Italie, Muret en Suisse, Jacobs en Belgique, avaient recours à l'ovariothérapie chez les chlorotiques. Un peu plus tard, Touvenaint, Maurange, Bestion, élève du Professeur Arnozan, et Demange, ont apporté d'intéressants documents sur cette nouvelle médication.

Demange a étudié cette méthode à la clinique du professeur Spillmann, chez un certain nombre de chlorotiques auxquelles il prescrivait l'ovarine de Merk à la dose moyenne de 1 à 2 grammes. Comme traitement accessoire, il ordonnait le repos au lit et le régime lacté, n'accordant, d'ailleurs, à ces deux derniers facteurs, qu'un rôle d'adjuvant utile.

D'après Demange, les résultats généraux produits par l'organothérapie ovarienne dans le traitement de la chlorose seraient les suivants :

1° Augmentation du nombre des globules rouges et du pouvoir colorant du sang, en même temps que diminution considérable du nombre des globules déformés ;

2° Disparition des phénomènes nerveux et des troubles congestifs, qui simulent souvent le début de la tuberculose pulmonaire ;

3° Amélioration de l'état général, avec augmentation de l'appétit, du poids et des forces ;

4° Disparition des troubles menstruels et réapparition des règles chez les mésostasiques, parfois très rapidement après établissement du traitement ;

5° Persistance de l'amélioration ou de la guérison, longtemps après cessation du traitement (six mois, un an).

Aux résultats si favorables de Demange, viennent s'opposer, il est vrai, les recherches récentes de Schaumann et Willebrand [1] sur la régénération du sang dans la chlorose. Ces recherches ont porté sur le nombre des érythrocites, sur les variations de leur diamètre et sur l'augmentation de l'hémoglobine, chez des malades atteintes de chlorose de moyenne intensité et auxquelles on avait imposé le repos au lit, pendant les trois ou quatre premières semaines de leur traitement.

Dans la suite, le traitement ovariothérapique auquel elles furent soumises, pendant 12 jours, ne détermina aucune modification.

(1) Schaumann et Willebrand. (*Berliner Klin. Woch.*) In *Méd. moderne*, février 1899.

Par contre, la vieille médication martiale représentée par le sulfate de fer à la dose de 0,60 cent. à 1 gr. 80 par jour amena une rapide amélioration se traduisant, dès le début du traitement par l'augmentation du nombre des globules rouges finissant, dans quelques cas, par dépasser la normale.

La richesse en hémoglobine s'accrut, mais beaucoup plus lentement que le nombre des érythrocytes.

Quant au diamètre moyen de ces globules rouges, il s'éleva pendant la convalescence jusqu'à un certain maximum pour s'abaisser ensuite.

Pour bien nous rendre compte de la valeur de l'une et de l'autre de ces médications, nous avons, sur les conseils de M. Mossé, modifié ou alterné les conditions de l'observation de manière à réaliser tantôt un certain parallélisme entre les médications et tantôt, au contraire, une opposition entre elles.

Ainsi, chez deux jeunes filles chlorotiques, entrées le même jour, salle Saint-Joseph, toutes deux à peu près du même âge, toutes deux chlorotiques au même degré, nous prescrivons la médication martiale à l'une tandis que la seconde ingère des ovaires crus de brebis. Au bout d'un certain temps, nous renversons les rôles en faisant ingérer des ovaires à la première et du fer à la seconde.

Une troisième chlorotique, rebelle à tout traitement et ayant séjourné à deux reprises dans le service, pour sa chlorose, est traitée à son troisième séjour par les ovaires crus de brebis, d'abord, par les ferrugineux ensuite.

Nous aurions voulu joindre à ces trois observations (X, XI, XII) celle d'une quatrième malade à qui nous avons fait ingérer pendant quelques jours de la poudre préparée avec les corps jaunes d'ovaires de vache ; mais cette malade quitta le service au bout de fort peu de temps, avant même que nous ayons pu enregistrer les premiers résultats.

OBSERVATION X (Personnelle).

CHLOROSE REBELLE. — EFFETS COMPARATIFS DE LA MÉDICATION OVARIENNE ET DE LA MÉDICATION MARTIALE.

C... (Julie), 21 ans, repasseuse, entrée le 24 janvier 1890, salle Saint-Joseph, n° 17.

Antécédents personnels. — Fièvre typhoïde bénigne à 10 ans ; réglée à 15 ans, irrégulièrement pendant la première année, normalement dans la suite.

A 17 ans, elle est atteinte de chlorose pour la première fois. Après avoir *traîné* un certain temps, elle séjourne dans le service pour la première fois, du 6 mai au 26 juin 1896. Le mois suivant elle sort très améliorée, ses forces sont revenues, son teint s'est coloré ; 4.000.000 de globules rouges.

Rechute dès que la malade revient à ses carreaux, et second séjour dans le service, du 6 octobre 1896 au 22 novembre. Sous l'influence du repos et du traitement *martial*, l'amélioration se produit rapidement et, au moment de sa sortie, elle paraît guérie.

La progression s'est faite de la façon suivante pour les globules rouges [1] et pour le poids.

9 octobre 1896. —	2,050,000 globules....	Poids, 50k500
15 octobre	2,620,000 globules....	Poids, 51k
24 octobre	2,830,000 globules....	Poids, 52k300
8 novembre. —	3,200,000 globules....	Poids, 52 kil.
15 novembre. —	3,600,000 globules....	Poids, 53 kil.
22 novembre. —	4,930,000 globules....	Poids, 53k500.

Après la sortie, l'amélioration persiste pendant un certain temps, puis la malade ayant repris son métier de repasseuse, une nouvelle rechute ne tarde pas à se reproduire et, en fin de compte elle rentre pour la troisième fois à la salle Saint-Joseph pour y séjourner du 24 janvier au 7 mars.

(1) Toutes les numérations de globules ont été faites avec le concours de M. le professeur agrégé Frenkel.

A ce moment, l'état est le suivant : Le teint a une couleur
de cire jaune ; les muqueuses sont incolores. Le visage est légèrement bouffi. La malade manque de force. L'appétit est diminué, mais il n'y a pas de troubles gastriques intestinaux autres
que la constipation. La menstruation est régulière, accompagnée de pertes blanches abondantes.

L'auscultation du cœur fait percevoir à la base un souffle
méso-systolique assez intense. Dans les vaisseaux du cou, bruit
de diable et thrill.

Examen du sang. — Globules...... 3,000,000
Poids. — 51k800.

Traitement. — 27 janvier, la médication ovarique sous forme
de poudre d'ovaires de vache, prescrits en cachets, est ordonnée
à la malade. Cette dose initiale 2 grammes est régulièrement
augmentée jusqu'au 4 février où elle atteint 4 gr. 50, dose
maintenue sans augmentation jusqu'au 8 février.

Pendant toute cette période, la médication ovarienne, quoique
donnée à dose massive, ne détermine aucun trouble.

*La température et le pouls ne subissent que des variations
insensibles.*

9 février. — Les règles paraissent, durent trois jours. La
malade remarque qu'elles sont plus douloureuses que d'habitude, sans cependant être plus abondantes.

Le nombre des globules qui était de 3.000.000 le jour de l'entrée s'élève à 3.050.000 le 3 février (après 7 jours de traitement) ; à 3.050.000 encore le 8 février (12 jours de traitement). Il n'y a donc qu'une augmentation peu considérable
des hématies. C... a pris cependant 44 gr. 25 de poudre d'ovaires,
correspondant environ à 200 gr. de glande fraîche.

L'état général ne s'est pas non plus sensiblement amélioré. Le
teint est aussi peu coloré qu'auparavant ; les mêmes signes stéthoscopiques persistent ; cependant les forces se sont un peu
accrues, l'appétit est meilleur ; la malade a gagné 1 kilog.

Le 9 février, on substitue le traitement ferrugineux au traitement organothérapique. D'ailleurs, C... qui avait éprouvé à plusieurs reprises, comme on l'a vu plus haut, le bénéfice de la médi-

cation martiale constate elle-même que l'amélioration générale se fait trop attendre et désire ce changement.

Prescription : Protoxalate de fer ⎫
Rhubarbe ⎭ à 0, 30 centigr.

M. S. A. pour 2 cachets ; à prendre dans la journée au moment des repas.

Inhalations d'oxygène : 1 ballon (40 litres).

Même traitement les jours suivants.

Sous l'influence de cette médication, on voit l'amélioration marcher à grands pas. Le teint et les muqueuses se colorent fortement, l'appétit devient excellent, les forces augmentent tous les jours, les signes stéthoscopiques, notés au cœur et dans les vaisseaux, s'atténuent. La progression des globules rouges et du poids suit la marche suivante :

10 février. — 3.050.000 globules. . . . . Poids, 53ᵏ

15 février. — 3.100.000 globules. . . . . . Poids, 53ᵏ400

21 février. — 3.800.000 globules. . . . . . Poids, 53ᵏ400

27 février. — 4.150.000 globules. . . . . . Poids, 54ᵏ500

6 mars. — 4.440.000 globules. . . . . . Poids. 55ᵏ

En résumé, nous voyons que dans cette observation, la médication ovarique prescrite dès l'entrée de la malade à la Clinique, — c'est-à-dire au moment où d'ordinaire le repos, l'éloignement des causes qui entretiennent la chlorose peuvent le plus nettement faire sentir leurs effets favorables, — n'a été suivie que d'une légère amélioration de l'état général ; cette amélioration, nous sommes porté à l'attribuer au changement de régime, bien plus qu'à la médication ovarienne. Après douze jours de traitement, on ne pouvait encore constater une augmentation appréciable du nombre des globules. La médication par le fer et les inhalations d'oxygène a rapidement été suivie d'une euphorie manifeste (augmentation de poids, augmentation considérable des globules sanguins), et a abouti à une guérison au moins apparente.

OBSERVATION XI (Personnelle).

CHLOROSE. — EFFETS COMPARATIFS DE LA MÉDICATION OVARIENNE.
— (INGESTION D'OVAIRES FRAIS, DE BREBIS) ET DE LA MÉDICA-
TION MARTIALE.

P... (Léontine), mécanicienne, 20 ans, entrée le 23 février 1899,
salle Saint-Joseph, n° 6.

Antécédents héréditaires. — Rien de particulier à signaler.

Antécédents personnels. — Rhumatisme à l'âge de 10 ans;
aurait eu en 1898 une affection aiguë avec anasarque et albumine
dans les urines.

Réglée à 16 ans; menstruation régulière, indolore, peu abondante avec pertes blanches.

État actuel 24 février. — Teint de cire jaune, muqueuses
exsangues. Sentiment de lassitude permanent. Appétit diminué.
Constipation. Céphalalgie fréquente. Dort mal.

Dans les vaisseaux du cou, thrill et bruit de diable.

Urines normales.

Globules : 2.800.000.

Poids : 51 kilos 200.

Traitement. — Repos et nourriture à volonté. Opothérapie
ovarienne sous la forme d'ovaires de brebis ingérés crus à la
dose moyenne de 5 grammes par jour.

La médication ovarienne est maintenue pendant seize jours
consécutifs. La malade ingère dans cet espace de temps
80 ovaires de brebis, représentant 79 grammes de glande fraîche.

Le traitement, facilement accepté par la malade, n'a entraîné
aucune sorte de troubles.

Pendant toute cette période, l'état général s'est peu modifié;
P... reste à peu près aussi pâle que le jour de son entrée; cependant elle a un peu plus de forces, elle mange mieux et elle dort
mieux.

L'augmentation du nombre des globules sanguins et du poids de la malade présente la progression suivante :

24 *février*. — Globules : 2,800,000....... Poids : 54k200
27 *février*. — Globules : 3,250,000....... Poids : 55k100
5 *mars*. — Globules : 3,150,000....... Poids : 55k100
11 *mars*. — Globules : 3,400,000....... Poids : 55k800

Le traitement opothérapique a donc déterminé une amélioration légère, plus sensible que dans l'observation précédente. Au même moment, une autre jeune fille chlorotique soumise à la médication martiale faisait des progrès beaucoup plus rapides. (Obs. XII).

A titre de contre-épreuve et aussi dans l'espoir de voir la marche vers la guérison s'accentuer plus franchement, nous substituons la médication martiale à la médication ovarienne, après avoir laissé pendant trois jours la malade au repos thérapeutique. Toutes les autres conditions de l'observation (alimentation, etc.) restent les mêmes que dans la première période de l'expérience.

Du *11 au 14 mars*, le traitement est donc suspendu. A partir du *15 mars*, on prescrit chaque jour :

Protoxalate de fer ⎫ āā 0,20 en deux cachets.
Rhubarbe .... ⎭
Oxygène, 1 ballon (20 litres).

Sous l'influence de cette médication, l'amélioration s'accentue et nous voyons les symptômes de la chlorose s'atténuer.

La progression du nombre des globules et du poids se fait de la façon suivante :

20 *mars*. — Globules : 3,850,000........ Poids : 56k300
27 *mars*. — Globules : 3,750,000........ Poids : 57 kil.
5 *avril*. — Globules : 4,050,000........ Poids : 58 kil.
12 *avril*. — Globules : 4,650,000........ Poids : 58k200
17 *avril*. — Globules : 4,250,000........ Poids : 58 kil.

Remarque. — Les règles ont paru le 1er avril, avec 18 jours de retard, ce qui ne s'était encore jamais produit. Elles ont duré trois jours, n'ont pas été douloureuses.

Le 20 avril, au moment de sa sortie, la malade n'est pas guérie mais elle est grandement améliorée. Elle a retrouvé ses couleurs, l'état général est excellent, les forces sont revenues mais le souffle constaté à la base du cœur au moment de l'entrée persiste encore quoique très atténué. Il en est de même pour le thrill, dans les vaisseaux du cou.

En résumé, nous avons traité cette malade par l'ingestion d'ovaires crus d'abord, par le fer et l'oxygène ensuite. Ce second traitement a déterminé l'amélioration désirée.

OBSERVATION XII (Personnelle).

CHLOROSE TRAITÉE PAR LE FER D'ABORD, PAR L'OPOTHÉRAPIE OVARIENNE ENSUITE.

B... (Jeanne), 17 ans, giletière, entrée le 26 février 1899, à la clinique médicale, salle Saint-Joseph, n° 6.

Antécédents héréditaires. — Rien de particulier.

Antécédents personnels. — Rougeole dans l'enfance. Mise en apprentissage à 13 ans. Chloro-anémie depuis plus d'un an.

Réglée à 13 ans et demi : la menstruation s'interrompt au bout d'une année et depuis ménostase absolue.

État au moment de l'entrée. — Teint décoloré. Muqueuses exsangues. Fatigue et faiblesse générales. Idées tristes. Anorexie. Constipation.

Gros souffle extra cardiaque perceptible sur toute la région précordiale.

Thrill et bruit de rouet dans les vaisseaux du cou.

$$\text{Poids.............} \quad 41^k300$$
$$\text{Globules rouges... } 2.000.000$$

Traitement. — Repos. Alimentation à volonté. Tous les jours frictions sèches. Inhalations d'oxygène et 2 cachets contenant chacun :

Protoxalate de fer ⎱
Rhubarbe ⎰ *āā* 0,10 centigr.

Sous l'influence de cette médication, tonique et reconstituante, nous voyons dès les premiers jours le teint et les muqueuses perdre leur couleur cireuse. L'état général se relève ; *les forces et l'entrain reparaissent,* l'appétit renaît. Le poids et les globules suivent la progression suivante :

26 *février.* — 2.900.000 globules........ Poids, 41^{k}300
1er *mars.* — 2.925.000 » » Poids, 42^k
5 *mars.* — 3.225.000 » » Poids, 42^k
12 *mars.* — 4.400.000 » » Poids, 43^{k}300
20 *mars.* — 4.501.000 » » Poids, 43^k

L'augmentation des globules est donc beaucoup plus rapide chez cette malade traitée par le fer, que chez sa voisine de lit soumise pendant la même période à la médication ovarienne (Obs. XI).

Cependant, quoique l'état général se soit considérablement amélioré, l'aménorrhée persiste.

Dans le but de provoquer, si possible, le retour des règles, nous associons la médication ovarienne au traitement suivi jusqu'à ce jour. A la prescription quotidienne indiquée plus haut, nous ajoutons les ovaires frais de brebis, à la dose de 8 à 10 grammes par jour. B... prend en tout 122 ovaires représentant un poids de 117 gr. 85. La médication ne détermine *aucun trouble, aucune modification dans le poids ou la température ;* elle est très bien supportée, mais elle n'amène pas le retour des règles.

L'état général de la malade pendant toute la période de médication opothérapique reste satisfaisant. La numération des globules donne les résultats suivants :

1er *avril.* — 4.600.000
10 *avril.* — 4.750.000
17 *avril.* — 4.250.000

Le poids continue à s'élever. Au moment de la sortie, la malade est en état de guérison apparente. Son teint est coloré. Elle a 4.300.000 globules. Elle pèse 44^{k}700 ; elle a donc gagné, pendant son séjour, 3^{k}400.

En résumé :

Chez cette jeune fille atteinte de chlorose grave, nous avons prescrit d'abord la médication martiale et tonique sous l'influence de laquelle nous avons rapidement constaté une amélioration des plus nettes. Dans une seconde période, l'opothérapie ovarienne, prescrite dans le but de provoquer le retour des règles, est restée complètement inefficace.

Nos observations, contemporaines de celles de Schaumann et Willbrand, conduisent donc à une même conclusion. La médication martiale conserve sa suprématie dans le traitement de la chloro-anémie.

Cette concordance de recherches indépendantes les unes des autres et faites presque au même moment, en des endroits différents, nous paraît d'autant plus digne de remarque, que nous avions commencé nos recherches en espérant un résultat analogue à ceux obtenus par Spillmann, Étienne et Demange.

CHAPITRE IX

Goitre exophtalmique et goître Basedowifié.

L'opothérapie ovarienne semble avoir trouvé une de ses applications dans le traitement de certaines variétés de la maladie de Basedow. Son emploi serait indiqué surtout lorsque cette névrose se rattache à l'altération ou à la destruction des fonctions ovariennes. Ces cas ne sont certes pas exceptionnels. Le basedowisme survenant lors de la ménopause, physiologique ou chirurgicale, est en somme chose bien connue. Et si les résultats de l'opothérapie ovarienne dans la maladie de Basedow publiés jusqu'ici sont si favorables, ne serait-ce pas qu'ils se rattachent tous à des cas de cette nature?

Muret, l'un des premiers, en obtint de très bons résultats chez une femme atteinte d'un volumineux fibrome de l'ovaire et présentant, à l'état permanent, des palpitations, de l'angoisse précordiale, une exophtalmie légère et un gros goitre vasculaire. Une amélioration sensible se manifesta après quatorze injections de 0,5 de suc ovarique.

Jayle administra le traitement ovarien à une femme ovariotomisée, qui présentait au milieu de troubles divers, quelques symptômes de la maladie de Basedow. Le résultat fut parfait.

Jouin améliora, en fort peu de temps, deux femmes atteintes de maladie de Basedow fruste à l'époque de la ménopause.

Même résultat favorable dans la tentative de Seelig-mann[1] qui se servit de tablettes d'ovarine dans plusieurs cas de maladie de Basedow, avec troubles de la menstruation. L'une des malades ainsi traitées avait subi, sans en être améliorée, la thyroïdectomie.

Dalché, dans un cas de goître exophtalmique fruste de la ménopause, constitué par l'hypertrophie du corps thyroïde, l'accélération des battements du cœur et un tremblement vibratoire, obtint par les capsules d'ovarine la disparition des palpitations et de l'angoisse.

Delaunay[2], chez une femme atteinte de maladie de Basedow à l'époque de la ménopause, eut recours à l'ovariothérapie, après avoir employé sans succès la thyroïdine. L'opothérapie ovarienne fit merveille.

Nous avons constaté personnellement une sensible amélioration après l'emploi de ce traitement chez une malade atteinte de goître ancien, basedowifié à l'époque de la ménopause. La malade était à ce moment dans le service de M. Rispal qui nous a autorisé très obligeamment à diriger le traitement de la malade et à rapporter ici son observation.

OBSERVATION XIII (Personnelle).

GOITRE ANCIEN, BASEDOWIFIÉ A L'ÉPOQUE DE LA MÉNOPAUSE. — OPOTHÉRAPIE OVARIENNE (POUDRE D'OVAIRE). — AMÉLIORATION SENSIBLE.

C... (Marie), 57 ans, salle Sainte-Marie, service de M. le professeur agrégé Rispal.

Cette femme est atteinte depuis plus de 30 ans d'une tumeur goitreuse, dont les dimensions ont été peu considérables jusqu'à

(1) Seeligmann. *Algemeine médical Zeitung*, juillet 1897.
(2) Delaunay. *Presse médicale*, 20 janvier 1899.

l'époque de la ménopause survenue il y a 7 ans. A ce moment, elle a acquis de grandes dimensions et la malade a eu des phénomènes de suffocations très graves à plusieurs reprises. Il s'est produit en même temps des palpitations, de l'angoisse précordiale et du tremblement vibratoire.

C... a été, à diverses reprises, en traitement dans les salles de M. Rispal. Une cure thyroïdienne a été tentée mais sans succès.

Actuellement, la tumeur de la thyroïde a le volume d'une tête de fœtus. La peau à sa surface est lisse et présente de nombreuses traces de piqûres de sangsues qui ont été appliquées pour combattre les phénomènes de suffocations mentionnés. La tumeur, de consistance dure, presque scléreuse, mobile en tous les sens, s'est développée aux dépens du lobe gauche de la thyroïde.

Il n'existe pas de tachycardie. Le pouls bat de 70 à 75 par minute.

Les yeux sont brillants, il y a un léger degré d'exophtalmie.

Le tremblement est très prononcé, il est surtout marqué dans le membre supérieur droit où il se traduit en dehors d'un frémissement vibratoire perpétuel par de véritables mouvements choréiques. Etat général satisfaisant.

Traitement ovariothérapique du 23 janvier 1899 au 23 février (poudre d'ovaires de vache) avec dose quotidienne initiale de 1 gramme et dose terminale maxima de 6 gr. 50. La malade prend en tout 121 grammes de poudre, correspondant à 605 grammes de glande fraîche.

24 février. — Sous l'influence de ce traitement, le tremblement est devenu moins apparent, mais comme nous n'avions pu l'enregistrer, au début, il nous est difficile d'indiquer avec précision la mesure dans laquelle il a varié.

Du côté de la tumeur thyroïdienne, des modifications importantes se sont produites. La tumeur n'est plus scléreuse, elle est mollasse ; cette modification de consistance est très bien perçue par la malade qui remarque à ce propos : « Que tandis qu'il lui était impossible, autrefois, d'incliner dans les offices religieux, la tête ou le menton sur le cou, sous peine de voir se produire immédiatement des phénomènes d'asphyxie, elle peut maintenant faire ce mouvement avec la plus grande aisance. »

Les dimensions de la tumeur n'ont cependant pas sensiblement varié et la mensuration indique une réduction de 1 centimètre seulement, sur les mensurations prises au début du traitement.

Un mois après avoir quitté l'hôpital, la malade s'est présentée à la consultation de M. Rispal et a demandé à reprendre son traitement ; elle se trouvait moins bien depuis qu'elle l'avait interrompu.

En résumé, nous voyons dans un cas, non de vrai goitre exophtalmique mais de goitre ancien basedowifié au moment de la ménopause, une amélioration sensible produite par la médication ovarienne, alors que le traitement thyroïdien était resté sans effet. Ceci nous autorise — sans vouloir généraliser ou prétendre que l'opothérapie ovarienne convienne à tous les cas de basedowisme — à admettre en principe que le basedowisme de la ménopause peut se trouver heureusement modifié par cette méthode. Peut-être faut-il chercher l'explication de cette influence favorable, dans l'action modératrice que la sécrétion interne de l'ovaire paraît exercer à l'état normal, sur le système nerveux pour atténuer son excitabilité. Cette hypothèse suggérée par M. Abelous et que nous avons proposée pour expliquer les modifications de l'excrétion du phosphore urinaire chez nos animaux après l'ablation de la greffe de l'ovaire (V. les conclusions de la 1re partie de notre travail, p. 45), trouverait un argument clinique en sa faveur, si l'on accepte notre façon d'interpréter l'amélioration obtenue par le traitement ovarien chez notre malade.

C. — Opothérapie empirique

CHAPITRE X

Ostéomalacie

L'ostéomalacie, affection très rare dans nos contrées, s'observe à peu près exclusivement chez la femme. Comme on le sait, elle se caractérise par un ramollissement généralisé du squelette entrainant une prédisposition spéciale aux fractures spontanées et aux déformations les plus variées. Ces déformations sont surtout apparentes sur le rachis (lordose, scoliose, cyphose), sur le bassin et les membres inférieurs. L'ostéomalacie entraine fatalement la mort du malade dans l'espace de quelques années (cinq à huit en général).

L'étiologie de cette maladie est encore obscure. On a incriminé l'influence tellurique, l'eau de boisson, l'alimentation, l'humidité des habitations. Mais aucune de ces conditions ne semble avoir la valeur d'une cause déterminante.

Curatulo et Tarulli ont cru pouvoir soutenir que l'ostéomalacie n'était autre chose que le résultat d'une surproduction de la sécrétion interne de l'ovaire. On n'a pas oublié que ces auteurs attribuent à cette sécrétion un pouvoir considérable sur la désassimilation des matières phosphorées, d'où la nécessité, dans cette affection, d'extirper les ovaires pour obtenir la rétention des substances phosphoriques et par suite la solidité normale du système osseux. Mais d'après nos expériences qui contredisent en ce point celles des auteurs italiens, la castration ovarique, loin d'entraîner la diminution de l'élimination du phosphore urinaire, provoque manifestement, dans certains cas, une augmentation de cette excrétion.

La théorie de Kehrer se rapproche de celle de Curatulo et Tarulli. Kehrer admet en effet que l'ovaire est susceptible de sécréter un produit d'oxydation des matières phosphorées, mais seulement dans certains états pathologiques, en particulier dans l'ostéomalacie.

Ces théories, d'ailleurs, semblent avoir surtout pour but d'expliquer le fait de l'amélioration constatée parfois après la castration, simple ou utéro-ovarienne chez les femmes ostéomalaciques (Fehling).

Senator eut l'idée d'instituer le traitement ovariothérapique dans l'ostéomalacie. Cette tentative était paradoxale, puisque seule, jusqu'à ce moment, la castration avait semblé donner quelques résultats. Mais comme le fit remarquer Senator lui-même, dans une discussion à la Société de médecine de Berlin, on arrive parfois au même résultat par des moyens radicalement opposés. Il n'était même pas irrationnel de vouloir substituer à la sécrétion interne d'ovaires malades, — puisque c'est là qu'on place le point de départ de cette affection, — la sécrétion d'ovaires doués de toute leur intégrité physiologique.

La tentative de Senator fut du reste assez heureuse, mais disons tout de suite que l'auteur lui-même a rattaché l'amélioration obtenue aux conditions hygiéniques meilleures dans lesquelles se trouvait la malade et non au traitement institué avec les tablettes d'ovaire et de corps thyroïde.

Voici d'ailleurs l'observation résumée de ce cas :

OBSERVATION (résumée).

OSTÉOMALACIE TRAITÉE AVEC SUCCÈS PAR LES MÉDICATIONS OVA-
RIENNE ET TYROÏDIENNE. (Senator, *Berl. Kl. Woch*, 1897).

Femme de 42 ans, multipare, chez laquelle les premiers symptômes de la maladie étaient survenus 8 années auparavant à l'occasion du troisième et dernier accouchement. Les symptômes initiaux furent un affaiblissement général et des douleurs rhumatoïdes, surtout dans les membres inférieurs et qui rendaient la marche pénible. Après des alternatives d'aggravation et d'amélioration, l'état était devenu définitivement mauvais, et lors de l'admission à l'hôpital, les déformations osseuses multiples, diminution de la taille, thorax saillant en avant et en arrière, thorax et bassin rapprochés, cyphose dorsale, bec symphysien imposaient le diagnostic d'ostéomalacie. Autre point souligné. Malgré la maigreur du cou, on constatait difficilement le corps tyroïde. Muscles en général peu développés, et très sensibles aux extrémités supérieures et inférieures, surtout au niveau de celles-ci. Troncs nerveux, douloureux également. Pouls entre 68 et 88, fonctions intestinales et urinaires s'accomplissant régulièrement. Séjour à l'hôpital du 11 mai au 7 septembre 1896, soit quatre mois. A sa sortie, la malade est très améliorée, se tient debout et sans aide et peut faire quelques pas sans douleur. Son poids s'est accru de 12 kilos.

Les recherches auxquelles ce cas donna lieu correspondent à cinq périodes.

1re période. — Durant trois semaines, la malade ne subit aucun traitement actif et son poids s'accroît de 2 kilos 500.

2e période. — Six semaines pendant lesquelles la malade prend des préparations tyroïdiennes. Diminution de poids.

3e période. — Pas de traitement pendant une semaine. Le poids s'accroît de nouveau.

4e période. — Onze jours. Le premier jour la malade prend quatre tablettes d'oophorine de Freund et pendant les dix jours suivants six tablettes par jour d'oophorine. Le poids de la malade s'abaisse de nouveau.

5e période. — La malade prend une cuillerée par jour d'huile phosphorée. L'amélioration est très sensible et le poids augmente pendant cette période de 12 kilos.

Pendant la durée du séjour de cette malade dans son service, Senator s'attacha à l'étude des variations de la chaux et du phosphore contenus dans les fèces et dans les urines. Il put ainsi constater que l'amélioration de cette malade coïncidait avec une hypersécrétion de la chaux et de l'acide phosphorique. Cette constatation est en contradiction évidente avec les théories de Curatulo et de Kehrer.

L'observation de Senator montre surtout la première tentative d'opothérapie ovarienne dans le traitement de l'ostéomalacie.

De nouvelles observations ont été publiées par Latzko et Schnitzler et par Bernstein. Nous en présenterons le résumé, car elles sont peu connues, contrairement à l'observation de Senator partout citée. Cependant la lecture des cas de Latzko et Schnitzler et de Bernstein est instructive; elle prouve que l'opothérapie ovarienne, employée à haute dose et pendant un temps assez prolongé, est aussi peu efficace que les autres traitements employés contre cette redoutable affection.

Les cas traités par Latzko et Schnitzler [1] furent au nombre de cinq. En voici le résumé :

1er Cas. — Femme de 28 ans, atteinte d'ostéomalacie puerpérale, présente à la suite de l'ingestion d'ovaires une amélioration assez marquée et qui persiste quelque temps encore après sa sortie de l'hôpital. Malgré la tendance de ces auteurs à penser

(1) Beitrag zur Organotherapie bei Osteomalacie (*Deutsch. med. Woch.,* 1897, 37, p. 587).

que l'amélioration était le fait du traitement, l'évolution ultérieure de la maladie et l'aggravation survenue malgré la continuation du traitement démontra que la cause de cette amélioration tenait à une autre cause (Influence des soins hygiéniques). Cette malade prit, en effet, plus de 1,000 tablettes *d'extrait sec d'ovaires* (à 0,20 centigr.) sans que le processus fut arrêté, et l'onvit peu à peu survenir les déformations ordinaires de l'ostéomalacie.

2º *Cas.* — Ostéomalacie puerpérale à forme rapidement progressive. La malade, âgée de 33 ans, absorbe tous les jours trois tablettes d'oophorine de Freund (0,20 centigr. d'extrait sec par tablettes); elle prend ainsi 350 tablettes dans l'espace de cinq mois. De plus, deux fois par semaine, elle ingère des ovaires frais de truie. L'observation de cette malade n'a pas permis de noter la moindre amélioration.

3º *Cas.* — Femme de 38 ans, atteinte d'ostéomalacie puerpérale à forme rapidement progressive, est soumise au même traitement et prend 600 tablettes d'ovarine sans résultat.

4º *Cas.* — Femme de 47 ans, atteinte d'ostéomalacie datant de neuf ans, ingère 400 tablettes également sans succès.

5º *Cas.* — Femme de 38 ans, atteinte d'ostéomalacie ancienne et ayant subi l'opération de Porro. A la suite de cette intervention, il se produit une longue rémission. Plus tard, survient une récidive pour laquelle elle prend 600 tablettes dans l'espace de cinq mois sans qu'on puisse constater soit une amélioration, soit une aggravation.

Voici, enfin, l'observation d'un cas d'ostéomalacie traitée par l'opothérapie ovarienne par Bernstein de Cassel [1] :

Femme, âgée de 46 ans, ayant eu cinq grossesses dont trois normales et deux avortements; les symptômes de la maladie se

[1] *Oophorinbehandlüng bei Osteomalacie. (Münch. Med. Woch.,* avril 1898, nº 14, p. 427.)

sont montrés pendant l'avant-dernière grossesse, et aggravés au cours de la dernière.

Le traitement imposé à cette malade consistait dans l'usage des bains salés, le séjour à l'air libre, un régime animal et de plus tous les jours 3 à 4 tablettes d'oophorine de Freund.

Le traitement est prolongé pendant six semaines. La malade prend dans cet intervalle 150 tablettes. Au bout de ce temps, on ne constate pas la moindre amélioration et la malade refuse catégoriquement de continuer cette médication qui lui répugne.

CONCLUSIONS

Arrivé au terme de cette étude expérimentale et clinique des effets de l'opothérapie ovarienne, nous croyons être autorisé à présenter sous forme de conclusions les propositions suivantes :

A. — Pour la partie physiologique.

I. Indépendamment des caractères physiologiques qui lui sont généralement attribués, l'ovaire est le siège d'une *sécrétion interne.*

II. La nature de cette sécrétion est encore mal définie ; elle paraît toutefois se rapprocher de celle du testicule. On classe ces deux glandes dans le groupe des glandes à *sécrétion interne vivifiante.*

III. Les recherches récentes des anatomistes tendent à faire des corps jaunes le centre d'élaboration de cette sécrétion.

IV. La sécrétion interne de l'ovaire n'est pas indispensable à la vie, mais elle semble jouer un rôle important dans la régularisation et le bon fonctionnement de l'organisme féminin pendant son épanouissement.

V. On a tenté à différentes reprises la greffe des ovaires, soit dans la série animale, soit chez la femme. Les résultats obtenus ont été le plus souvent favorables. Toutefois, on ne saurait généraliser ces essais et proposer systématiquement la greffe ovarienne comme une méthode usuelle de traitement, en raison des difficultés matérielles qu'elle présente.

VI. L'ovariotomie double entraine des modifications appréciables dans l'élimination de quelques éléments de la sécrétion urinaire. Chez la chienne, l'ablation des ovaires est suivie d'une augmentation sensible de l'excrétion de l'acide phosphorique et des matières extractives urinaires.

VII. L'ingestion d'ovaires crus tend à ramener le taux de ces éléments à un chiffre voisin de celui qui avait été noté avant toute intervention. L'ingestion de ces glandes à haute dose entraine une augmentation sensible de la diurèse.

Ces deux conclusions (VI et VII) sont contradictoires des propositions jusqu'ici admises sans conteste et qui doivent être révisées.

VIII. Lorsqu'on fait suivre l'ovariotomie de la greffe sous-péritonéale de ces glandes, la modification des éléments de la sécrétion urinaire devient presque insensible.

B. Pour la partie clinique.

I. Les ovaires peuvent être administrés, soit en nature, soit préparés sous forme de poudres, d'extraits fluides, de produits peptonisés. Ils doivent provenir d'animaux en pleine activité sexuelle, exempts de toute affection contagieuse, et récemment abattus.

La glande fraîche doit être préférée aux préparations sèches, toutes les fois que la chose est possible. (A. Mossé.)

II. L'ovaire, en nature, peut être administré sans danger — et généralement même sans inconvénient — à des doses élevées. On ne devra attendre tout l'effet utile du traitement qu'en recourant pendant plusieurs jours à des doses un peu fortes.

Les préparations de glande desséchée désignées sous le nom d'ovarine, d'ovigénine, etc., peuvent exposer à des accidents de botulisme, et cela d'autant plus facilement qu'il faut employer une assez grande quantité de ces produits pour obtenir un effet thérapeutique.

III. La médication ovarienne, lorsqu'elle est bien tolérée, ce qui est la règle ordinaire, ne détermine aucune modification appréciable du pouls, de la température et du rhytme respiratoire.

IV. L'opothérapie ovarienne a des applications *directes* (ménopause, aménorrhée, dysménorrhée), des applications *indirectes* (chlorose, basedowisme génital) et des applications *empiriques* (ostéomalacie).

Opothérapie directe. — V. La médication ovarienne donne les meilleurs résultats dans le traitement des troubles fréquemment observés soit à l'époque de la ménopause physiologique, soit après la castration ovarienne.

VI. L'efficacité thérapeutique semble avoir son maximum dans la période prémonitoire et au début de la période de la ménopause physiologique (A. Mossé) ; mais elle peut faire sentir encore ses effets sédatifs longtemps après la disparition complète des règles (Observation I).

VII. Cette médication peut aussi donner de bons

résultats dans certains cas d'aménorrhée ou de dysménorrhée idiopathique, c'est-à-dire ne dépendant point d'une lésion génitale définie.

VIII. L'écoulement menstruel prématurément tari peut reparaitre sous l'influence de l'opothérapie ovarienne. Il est plus rare de voir s'établir sous la même influence l'instauration chez les jeunes filles offrant les attributs de la puberté, mais non encore réglées.

Opothérapie indirecte. — IX. L'opothérapie ovarienne ne saurait être regardée comme le traitement spécifique de la chlorose. Les résultats que nous a fournis cette méthode employée dans quelques cas de chlorose, récente ou rebelle, ont été sensiblement inférieurs à ceux que nous a donnés le traitement ferrugineux seul ou associé aux inhalations d'oxygène et à la médication tonique.

La médication martiale garde donc, pour nous, sa suprématie dans le traitement de la chlorose.

A titre auxiliaire de cette médication ou des grands modifiants généraux (air, oxygène, alimentation, hydrothérapie, massage), l'ovariothérapie semble *a priori* pouvoir rendre des services. Les travaux de Spillmann, Etienne, Demange sont encourageants, mais la question demande un supplément d'enquête.

X. La médication ovarienne a parfois donné des résultats satisfaisants dans le basedowisme, lié à la ménopause naturelle ou artificielle, ou à une lésion génitale. Il est donc permis d'y avoir recours dans ces cas, à titre d'essai ou d'adjuvant.

Opothérapie empirique. — XI. Dans le traitement de l'ostéomalacie, l'opothérapie ovarienne un instant préconisée est complètement dépourvue d'efficacité. La castration d'une part, l'opothérapie ovarienne de l'autre, semblent devoir être rejetées comme mode de traitement de cette dystrophie.

INDEX BIBLIOGRAPHIQUE

Babes. — Wass weiss man über Spermin. (Therap. Monatsh, nᵒˢ 1, 2, 1896.)

Bestion de Cumboulas. — Le Suc ovarien. Effets physiologiques et thérapeutiques. Organothérapie ovarienne. (Thèse, Bordeaux, 1898.)

Bernstein. — Oophorin Behandlung bei Osteomalacie. (*Münch med. Woch.* 1897, nᵒ 37.)

Boden. — *Deutsche med. Woch*, 1896.

Brown-Sequard. — *Archives de physiologie*, 1889-1893.

Combe. — Pharmacologie de l'organothérapie. (*Revue médicale de la Suisse Romande*, août 1896.)

Chrobak (R.). — Ueber Einverleib. von Eierstock. (*Centralblatt f. Gynäk*, 1896, nᵒ 20.)

Curatulo et Tarulli. — Secrezione interne della ovaie (*Annali di Ostetri et Gynecologia*, 1896.)

Dalché. — Opothérapie ovarienne. (*Bulletin général de Thérapeutique*, février et mars 1898.)

Delaunay. — *Presse Médicale*, Janvier 1899.

Demange. — Pathogénie de la chlorose. Opothérapie ovarienne. (Thèse, Nancy, 1898.)

Doleris. — *Nouvelles Archives de gynécologie et d'obstétrique*, 1895, nᵒ 10.

Etienne et Demange. — Chlorose aiguë liée à l'existence probable d'une ovarite aiguë. (*Presse Médicale*, mars 1899.)

Fideli. — *Riforma medica*, 1896, nᵒˢ 244 et 245.

Fedoroff. — Journal akouscherstiva Jenskich bolesnej, 1897 (in *Gazette hebdomadaire de médecine et de chirurgie*, 1897.)

— *Presse Médicale*, 1896.

Gautier (Armand). — Toxines et poisons microbiens.

Gallois et Beauvois. — L'état mental des ovariotomisées. (*Bulletin médical*, 1898.)

Glass. — *Medical news*. (*Méd. moderne*, 31 mai 1889.)

Gley. — Article corrélation. (*Année biologique*, 1895.)

Grigoriew. — Thèse de Saint-Pétersbourg, 1897. Analyse du Vratch, même année.

Ge nés. — Action physiologique et thérapeutique de l'ovarine. Thèse, Paris 1898.

Hillemand (C.). — Organothérapie ou Opothérapie. Supplément à la 5ᵉ édition du Manuel de Pathologie générale et de diagnostic du docteur L. Moynac, Paris 1899.

Jacobs. — *La Policlinique.* Bruxelles, 1896.
 — *Journal d'accouchements de Liège,* 1897.
 — IVᵉ Congrès de la Société Belge de Chirurgie. Gand, 1898.

Jayle. — Opothérapie ov... .ne dans la ménopause artificielle post-opératoire et la r ... ause naturelle. (*Presse Médicale,* 1896. *Revue de Gynéc...* et de Chirurgie abdominale, 1898.)

Jouin. — *Bulletin de la Société d'obstétrique et de gynécologie,* octobre 1896.

Labadie-Lagrave et Legueu. — *Traité de gynécologie médico-chirurgicale.*

Labusquière. — Traitement de l'ostéomalacie (*Annales de gynécologie,* 1893 et 1895.)
 — Opothérapie ovarienne. Influence de la castration sur l'ostéomalacie. (*Ann. de gynécologie,* 1897.)
 — Anatomie pathologique des ovaires des femmes ostéomalaciques. (*Ann. de gyn.,* 1898.)

Latzko et Schnitzler. — Beitrag zur Organotherapie bei Osteomalacie. (*Deut. med. Woch.,* 1897.)

Lebreton. — Du rôle des corps jaunes de l'ovaire. Opothérapie ovarienne. (Thèse, Paris, 1899.)

Lissac. — Troubles consécutifs à la castration chez la femme. Opothérapie ovarienne. (Thèse, Paris, 1896.)

Livon. — *Bull. Société biologie* (janvier 1898). IVᵉ Congrès de médecine de Montpellier, avril 1898. Congrès de physiologie, août 1898.

Keiffer. — Recherches nouvelles sur l'ovogénèse chez la chienne et la femme. (Société obstétricale de France, 1899.)

Kleinwächter. — Organothérapie für Gynäk (*Zeitschrift für Geburtsh*), 1897, Bd 37.

Knauer. — Einige Versuch über Ovario antransplantation bei Kaninchen. (*Centralblatt für Gynäk,* 1896, 1898.)

Mainzer. — Zur Behandlung castration. (*Deutsch. med. Woch.,* 1896.)
 — Zur Beh. Amenorrhoë und Klimactenfrauen mit Ovariolsubstanz. (*Deut. Med. Woch,* 1896.)

Meslay. — Etude anatomo-clinique de l'ostéomalacie (Thèse, Paris, 1896.)

Mond (R). — Behandlung der Beschwerden bei natür licher oder durch operation veranlasster Amenorrhae mit Eierstocks conserven. (*Münch Med. Woch*, 1800.)

Moris (R -T.). — Ovarian grafts. (*New-York, Med. Records*, 1805.)

Mossé (A.). — La médication séquardienne. (*Midi médical*, 1891.)

— Etat actuel de l'opothérapie. Rapport au Congrès de médecine de Montpellier, 1898.

— Prophylaxie des accidents de l'opothérapie (Congrès des Sociétés savantes, Toulouse, *Journal Officiel*, 8-9 avril 1899.)

Mossé (Prosper) et Oulié. — Influence de l'ovariotomie double sur quelques éléments de la sécrétion urinaire de la chienne. (*Société de biologie*, juin 1899.)

Muret. — *Suisse Romande*, juillet 1896.

Possner. — Zur Kentniss Organold. Preparät. (*Berl. Klin. Woch*, 11 mars 1898.)

Prenant. — Valeur morphologique, action physiologique et thérapeutique possible du corps jaune. (*Revue médicale de l'Est*, juillet 1898.)

Saafeld. — Beitrag zur Oophorin behandlung. (*Berl. Klinis. Woch.*, 1898.)

Seeligman. — Ueber Behandlung des Basedow mit Ovariolsubstanz. (*Algemein medical central Zeitung*, juillet 1897.)

Senator. — Zur Kentniss der Osteomalacie und der Organotherapie. (*Berliner Klin. Woch*, 1897). — Discussion in der *Berlin. Gesellsch*, 1897.)

Stheman. — Thyroid and Ovarian Therapy. (*The American gynock*, 1897.)

Schauman et Willebrand. — Remarques sur la régénération du sang dans la chlorose. (*Berl. Klin. Woch*) in *Médecine moderne*, février 1899).

Spillmann et Etienne. — Communication au Congrès de médecine, Nancy, 1896.

Tambroni (Ruggiero). — Opotherapia nella malatia nervosa et mentale. (*Académie des sciences de Ferrare*, 1896).

Toulouse et Marchand. — De la Thérapeutique ovarienne chez les épileptiques. (*Bulletin de la Société de biologie*, février 1899 et *Revue de Psychiatrie*, mars 1899.)

Tourenaint. — Société de thérapeutique, 1896.

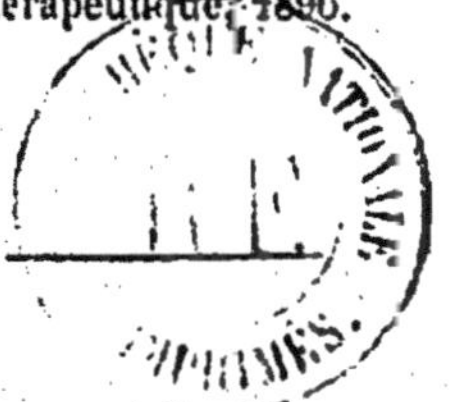

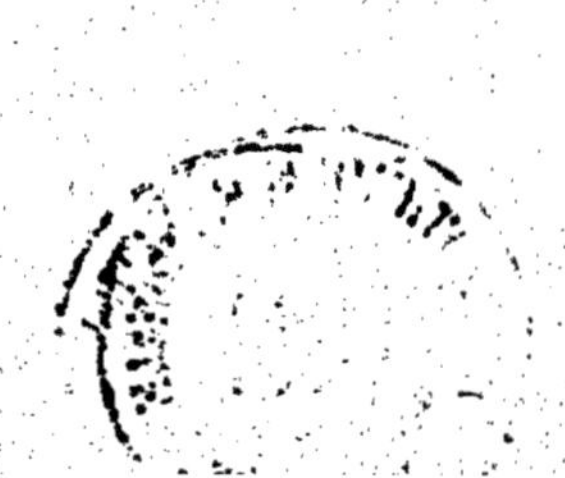

TABLE DES MATIÈRES

Toulouse. — Imp. MARQUÈS et Cⁱᵉ, boulevard de Strasbourg, 22.

R. F.

LIBRAIRIE J.-B. BAILLIÈRE et FILS

BAILLY (Ch.). — **Traitement des ovariotomisées.** Considérations physiologiques sur la castration de la femme. 1872, in-8.......   3 fr.

BESSON. — **Technique microbiologique et sérothérapique.** 1898, 1 vol. in-8 de 580 pages, avec 223 figures...............   8 fr.

BESTION DE CAMBOULAS. — **Le Suc ovarien,** effets physiologiques et thérapeutiques. Organothérapie ovarienne. 1898, gr. in-8, 224 pages, 3 planches et 12 graph..............................   4 fr.

BONNET (S.) et PETIT. — **Traité pratique de gynécologie.** 1904, 1 vol. in-8 de 804 pages avec 207 figures dont 90 coloriées....   15 fr.

CARNOT (P.). — **Les régénérations d'organes.** 1 vol. in-16 carré, 96 pages, 14 fig., cartonné ....   1 fr. 50

ELOY (Ch.). — **La méthode de Brown-Séquard** et les médications par extraits d'organes. Physiologie, indications cliniques et thérapeutiques, technique. 1893, 1 vol. in-16 de 282 pages.........   3 fr. 50

DUVAL (Mathias). — **La technique microscopique et histologique.** 1 vol. in-16 de 316 pages, avec 43 fig. ....   3 fr. 50

GALLARD (T.). — **Leçons cliniques sur les maladies des ovaires.** 1886, 1 vol. in-8 de 443 pages, avec 47 figures....   8 fr.

KOEBERLÉ. — **Des maladies des ovaires, de l'ovariotomie.** 1878, in-8, 135 pages, avec fig. ....   4 fr. 50

MACÉ (E.). — **Traité pratique de bactériologie.** 1897, 1 vol. in-8 de 1144 pages avec 240 figures noires et coloriées..........   16 fr.

   — **Atlas de microbiologie.** 1899, 1 vol. in-8, 60 planches coloriées (8 couleurs), cart.............................   32 fr.

MANQUAT. — **Traité élémentaire de thérapeutique,** de matière médicale et de pharmacologie, 4e *édition.* 1900, 2 vol. in-8, 1040 pages.........................   22 fr.

REMY. — **La Grossesse** compliquée de kyste ovarique. 1886, gr. in-8, 210 pages.............................   5 fr.

SCHMITT (J.). — **Microbes et maladies.** 1886, 1 vol. in-16 de 300 pages, avec 24 fig.....................   3 fr. 50

VINAY. — **Traité des maladies de la grossesse et des suites de couches.** 1894, 1 vol. gr. in-8 de 838 pages, 91 fig.....   16 fr.

Toulouse.- Imp. MARQUÉS et Cie, boulevard de Strasbourg, 22.

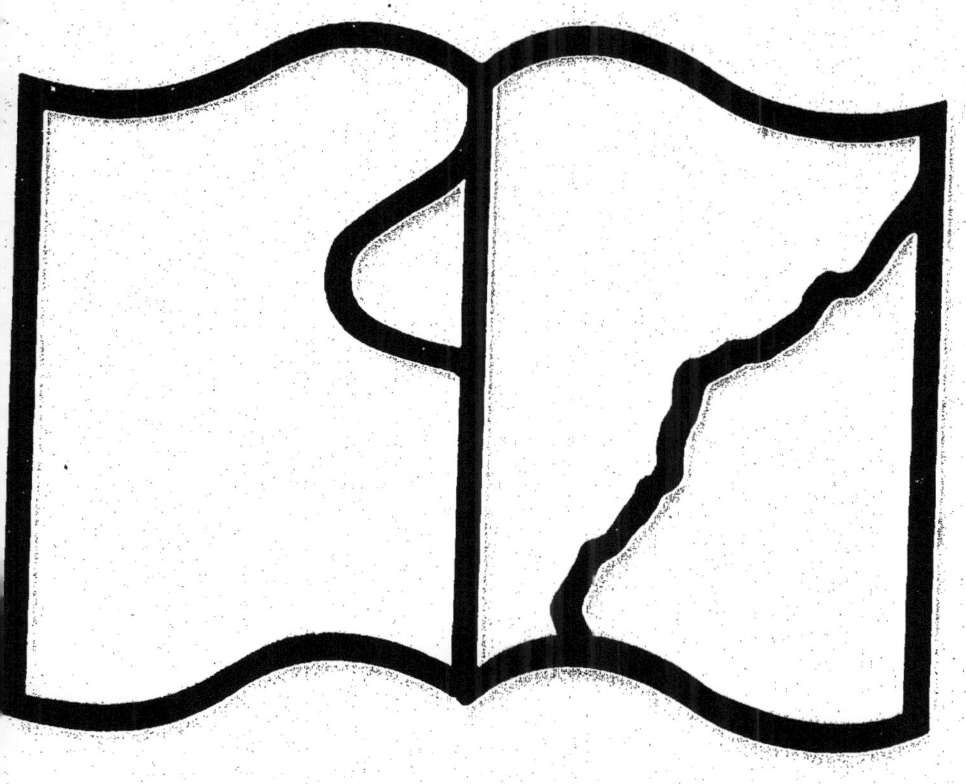

Texte détérioré — reliure défectueuse

NF Z 43-120-11

www.ingramcontent.com/pod-product-compliance
Ingram Content Group UK Ltd.
Pitfield, Milton Keynes, MK11 3LW, UK
UKHW021229140726
13695UKWH00002B/851